心とからだを元気にする

お助けスパイスカレー

印度カリー子

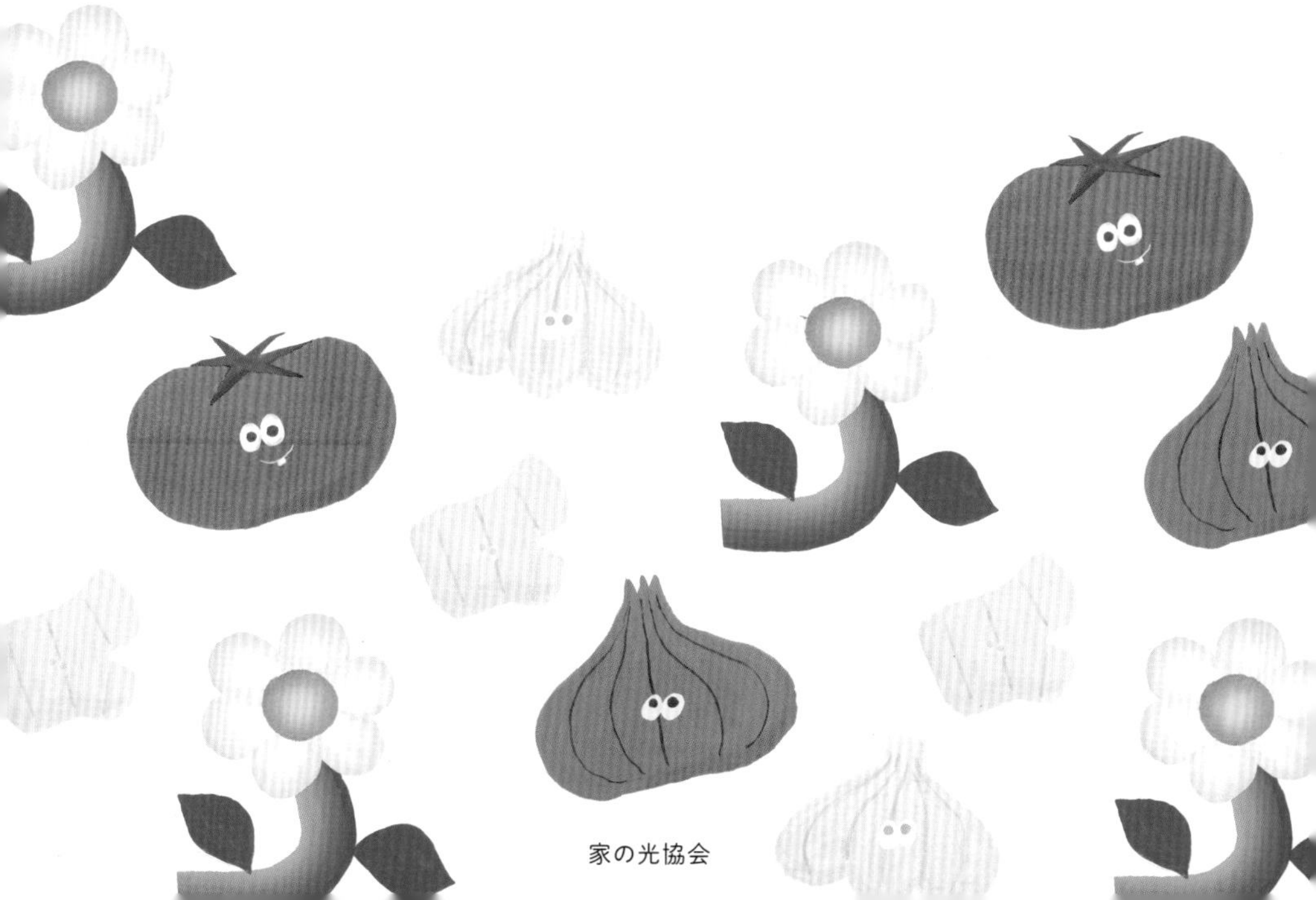

家の光協会

スパイスカレーが元気の源です。

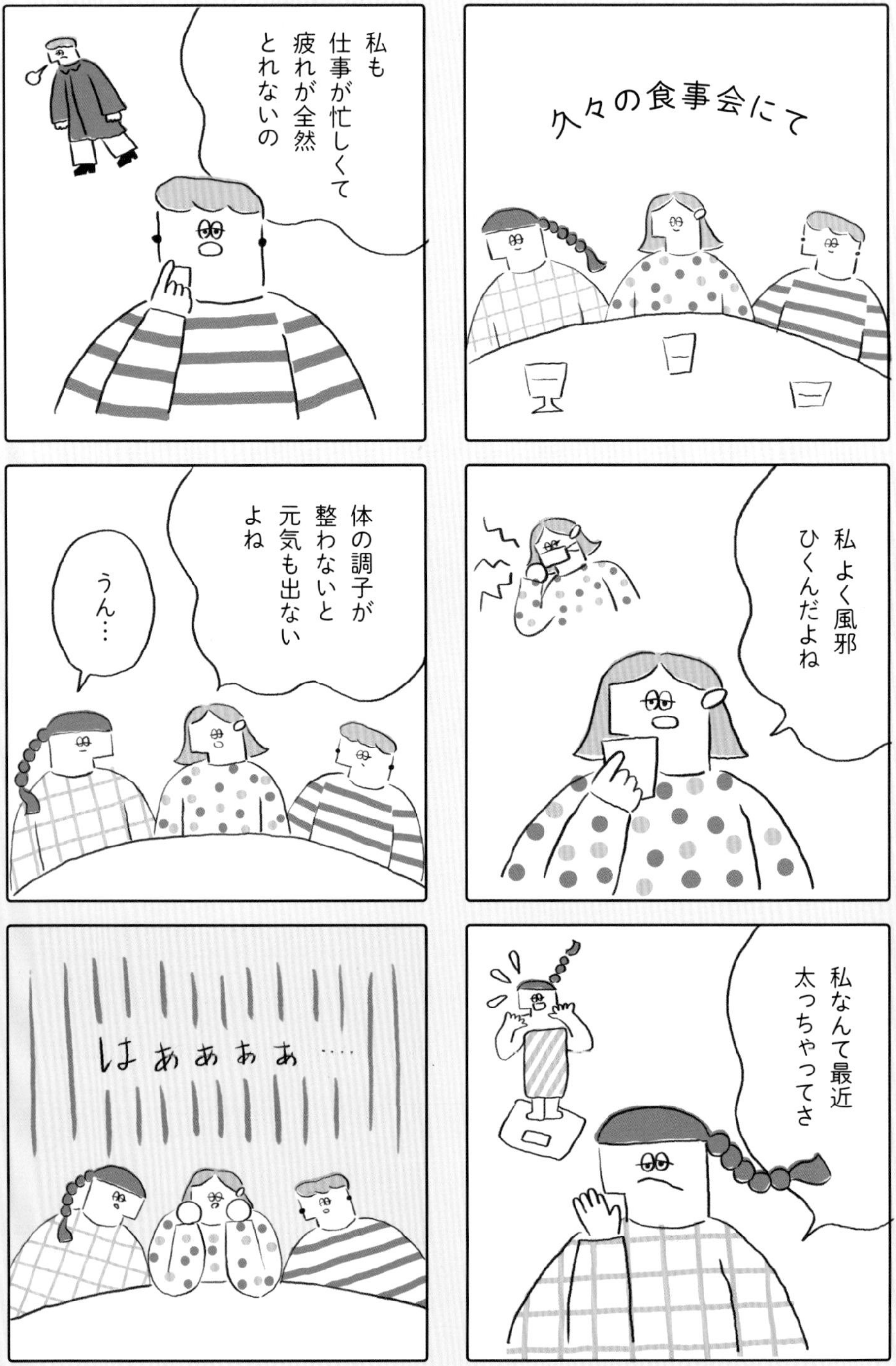

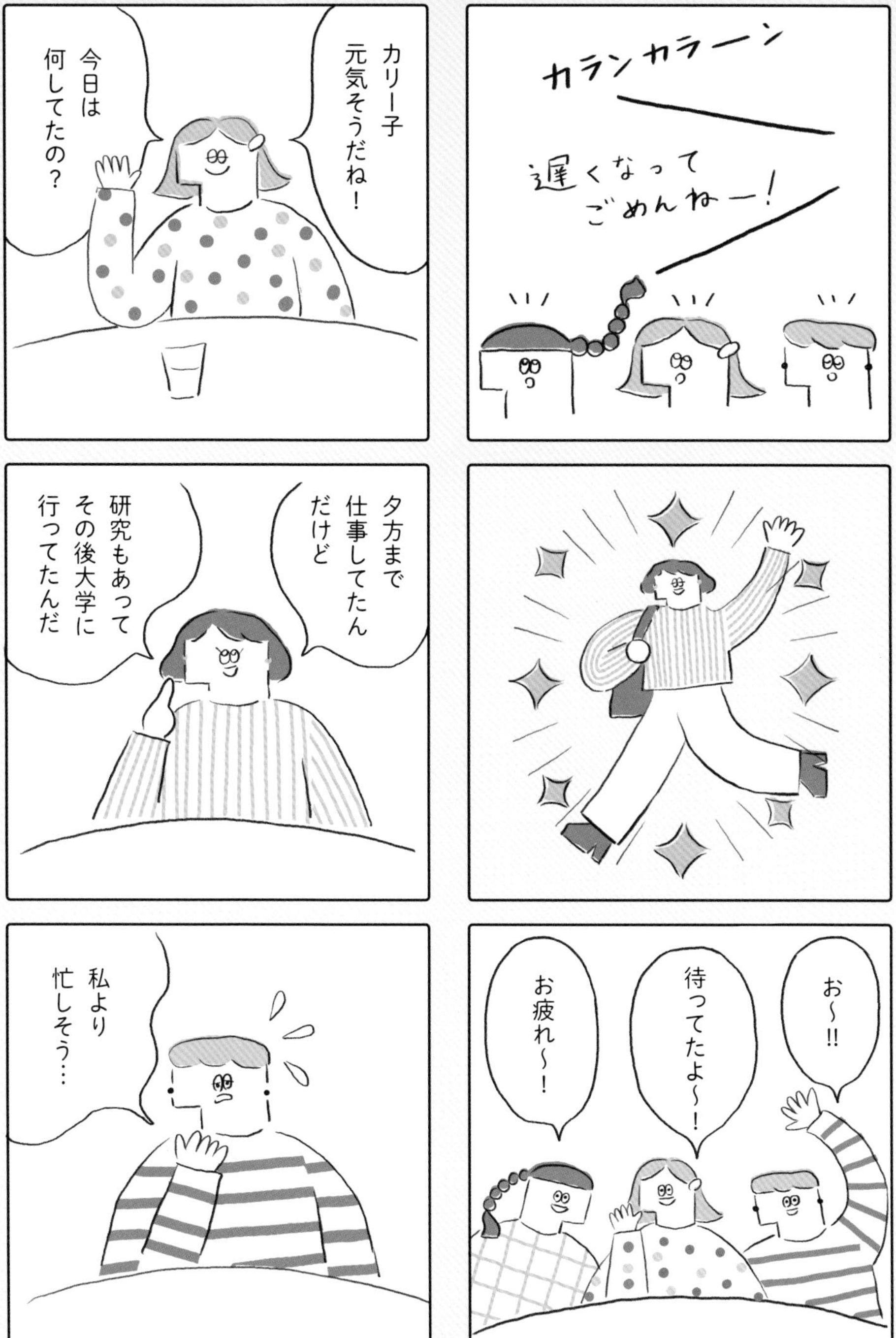
カランカラーン
遅くなって
ごめんねー！
お〜!!
待ってたよ〜！
お疲れ〜！
カリー子
元気そうだね！
今日は
何してたの？
夕方まで
仕事してたん
だけど
研究もあって
その後大学に
行ってたんだ
私より
忙しそう…

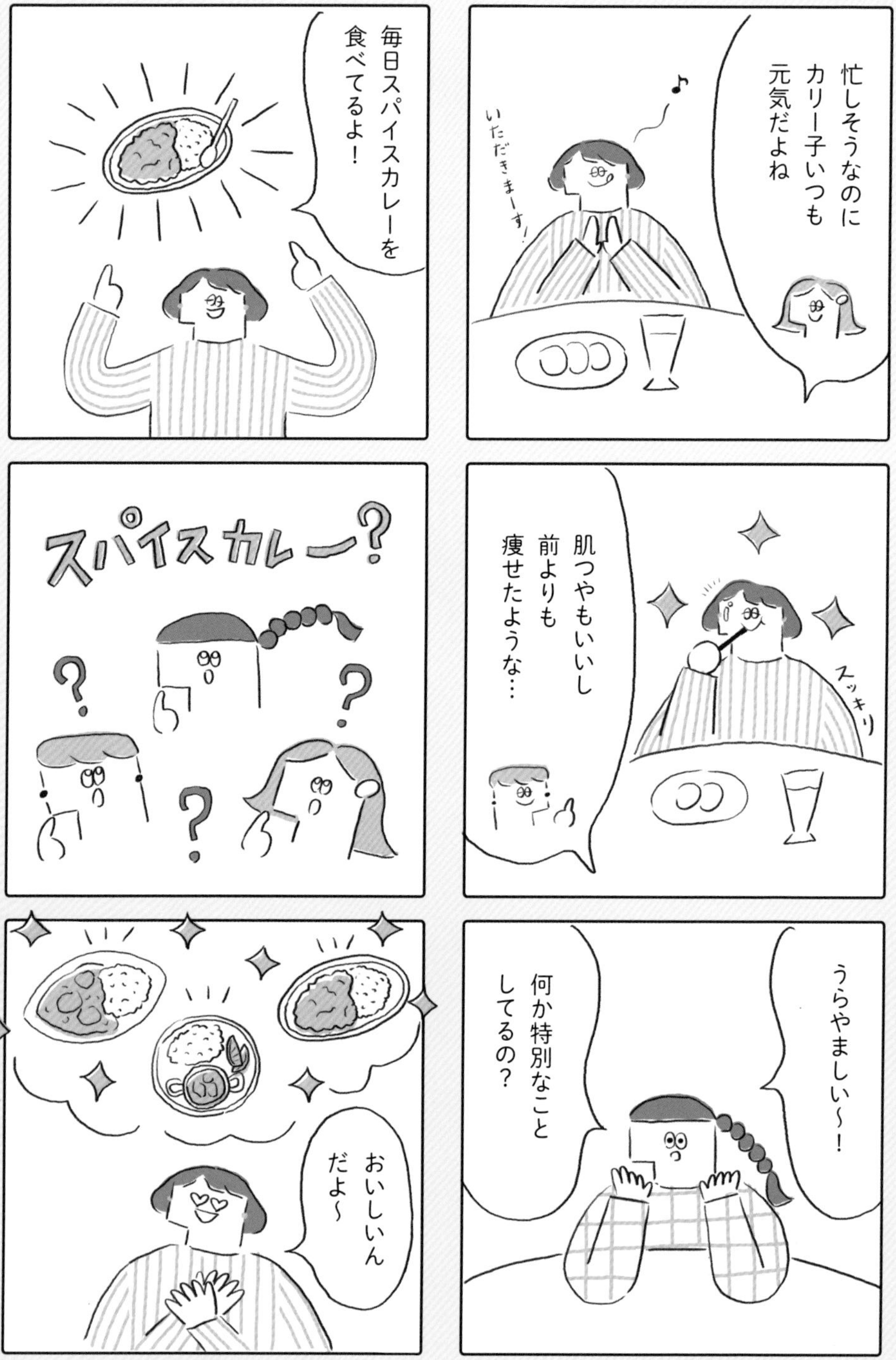
忙しそうなのに
カリー子いつも
元気だよね
いただきまーす!
毎日スパイスカレーを
食べてるよ!
肌つやもいいし
前よりも
痩せたような…
スッキリ
スパイスカレー?
うらやましい〜!
何か特別なこと
してるの?
おいしいん
だよ〜

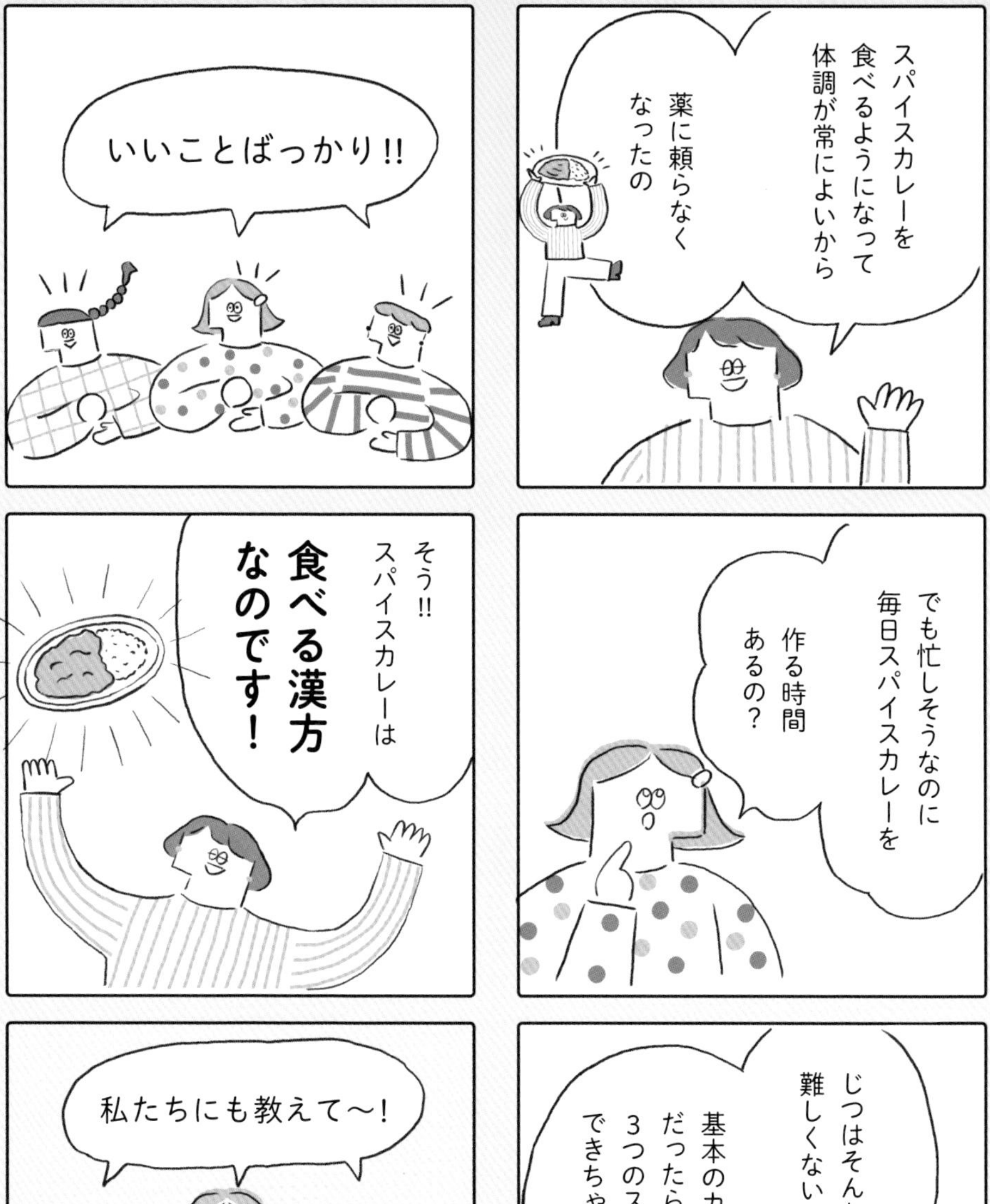
スパイスカレーを食べるようになって体調が常によいから薬に頼らなくなったの
いいことばっかり!!
でも忙しそうなのに毎日スパイスカレーを作る時間あるの？
そう!! スパイスカレーは**食べる漢方なのです！**
じつはそんなに難しくないし基本のカレーだったら3つのスパイスでできちゃうよ！
ターメリック
クミン
コリアンダー
私たちにも教えて〜！
もちろん！

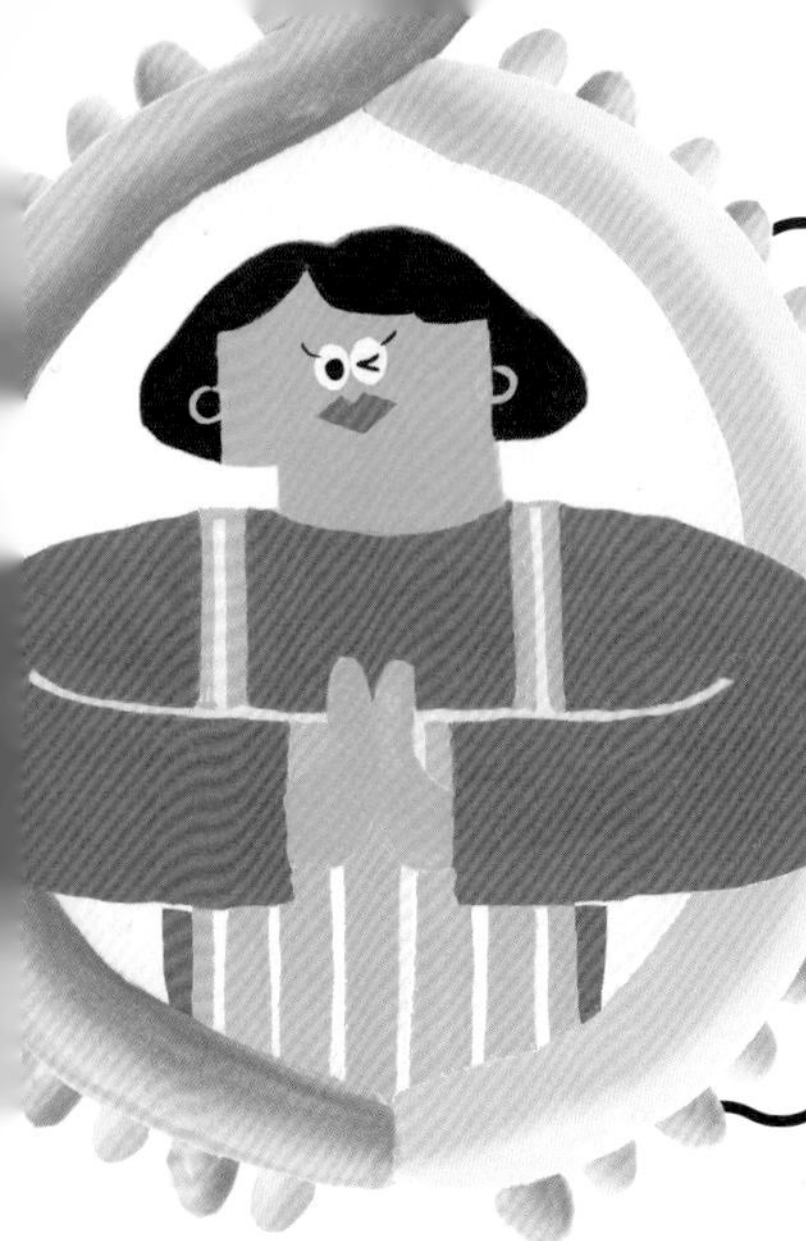

1 スパイスには いろいろな効能がある！

古くからスパイスは薬として活用されてきました。研究が進み、スパイスに含まれている成分にはさまざまな健康効果があることが報告されています。このスパイスの効能を上手に使って、不調を解消しようというのが本書です。カレーの本場・インドのお母さんたちは、日常的に家族の体調に合わせてスパイスを使い分けているのだとか。

カレーは いいの？

2 スパイスで食事の満足感アップ

スパイシーな香りをかいだら食欲が出てきた～、さわやかな香りで気分がリフレッシュできた……という経験はありませんか？　これこそがスパイスの力！　スパイスの一番の特徴は深い香りです。スパイス＝辛いと思っている人が多いですが、辛いスパイスはチリペッパーとブラックペッパーだけ。それ以外のスパイスの役割は「香りや色」をつけることなのです。スパイスの香りは食事の満足度をあげ、心を元気にしてくれます。スパイスカレーは、幸せの秘訣です。

3 ルウ不使用で、胃もたれなし

カレーは胃もたれする!? そう思っている人のカレーは、市販のルウで作るカレーではないでしょうか。ルウには、大量の油と小麦粉が入っており、それが食後にズシリと胃にくるものの正体です。それに比べ、スパイスカレーは玉ねぎやトマトの甘みとうまみ、そこにスパイスで香りをつけて作るので、さらりとお腹に入り、食後も胃もたれがありません。ルウには添加物や化学調味料も含まれていますが、スパイスカレーはルウを使わないので、体にやさしく、素材のおいしさを味わうことができるのです。

スパイス なぜ体に

4 油少なめで低カロリー

カレーは油をたくさん使うというイメージを持っている方も多いよう。でも、カリー子流のスパイスカレーは2人分で油を大さじ1しか使いません。バターを使うときも15g程度。一般的なカレーよりも、油少なめで低カロリーなのが特徴。だから、ダイエット中もOK! むしろ毎日食べてほしいくらい。実際、私はスパイスカレーを毎日食べるようになってから、1年半で7~8kg痩せました!

目次

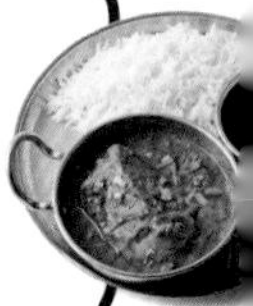
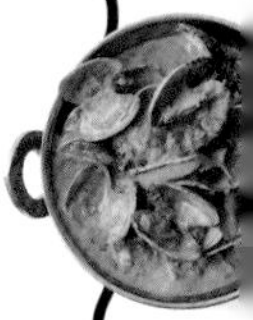
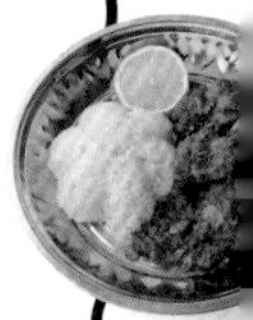
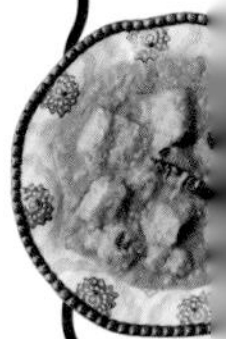
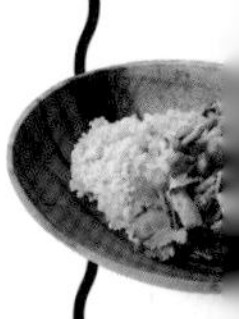
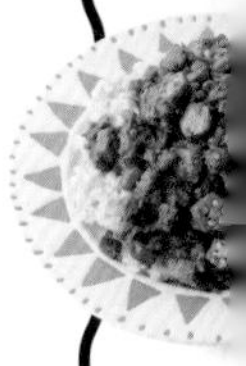

この本の使い方

・大さじ1＝15mℓ、小さじ1＝5mℓ、1合＝180mℓです。
・電子レンジの加熱時間は、800Wのものを基準にしています。
600Wの場合は、1.3倍の時間で加熱してください。
・電子レンジ、ハンドブレンダーなどの調理器具は、機種により違いがあります。取扱説明書をよく読んで、正しくお使いください。
・野菜の「洗う」「ヘタを取る」「皮をむく」などは基本的に省略しています。

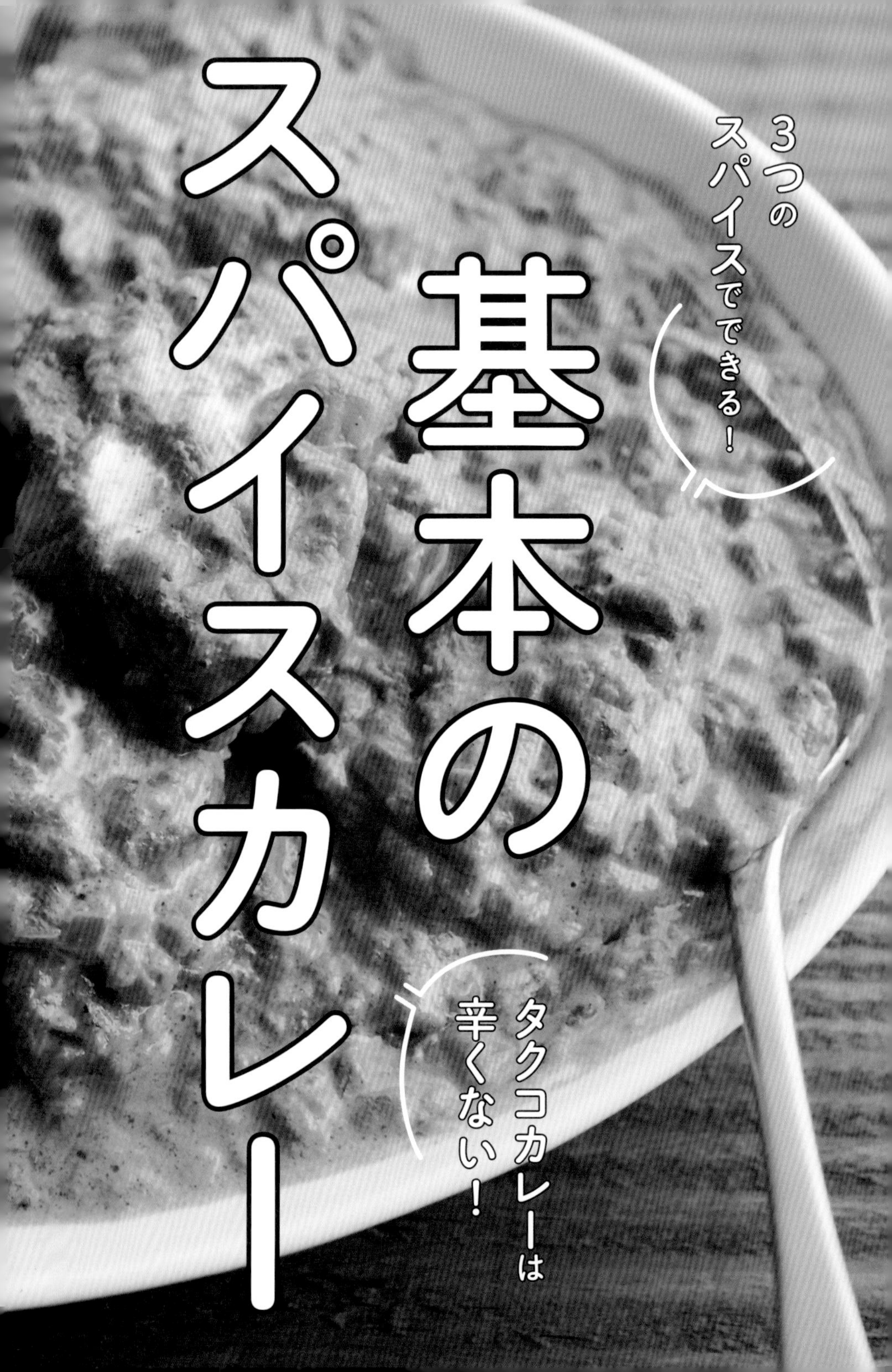

3つのスパイスでできる！

基本のスパイスカレー

タクコカレーは辛くない！

タクコカレー

スパイスカレーを作るのは、
じつはそんなに難しくありません。
使うスパイスも3つ「タクコ」だけ。
基本となるタクコカレーの作り方は、
この本で紹介するすべてのレシピに共通するものです。
この作り方をマスターすれば、どんなカレーも作れます。
タクコカレーで、心も体も元気になりましょう！

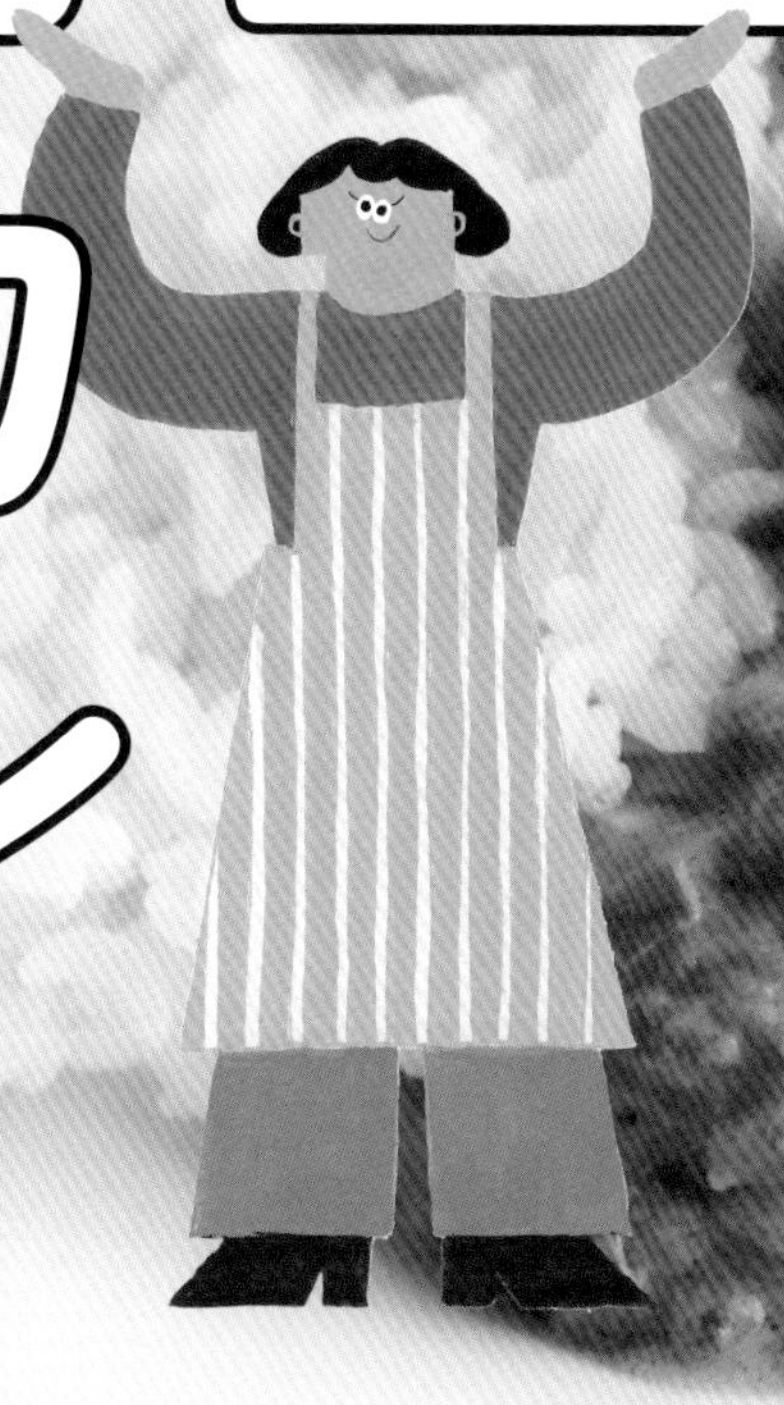

タクコカレーが
作れたら
どんなカレーも
作れる！

基本1

3つの最強スパイス

スパイスカレーって、たくさんのスパイスが必要なんでしょ？と思っている人が多いもの。でも、カリー子流のスパイスカレーは3つのパウダースパイスをそろえれば大丈夫。

その3つが、ターメリック、クミン、コリアンダーです。

「タクコ」と覚えてください。手軽に入手でき、効能も高い最強のスパイスです。

ここでは、この最強スパイス3つを詳しくご紹介します。

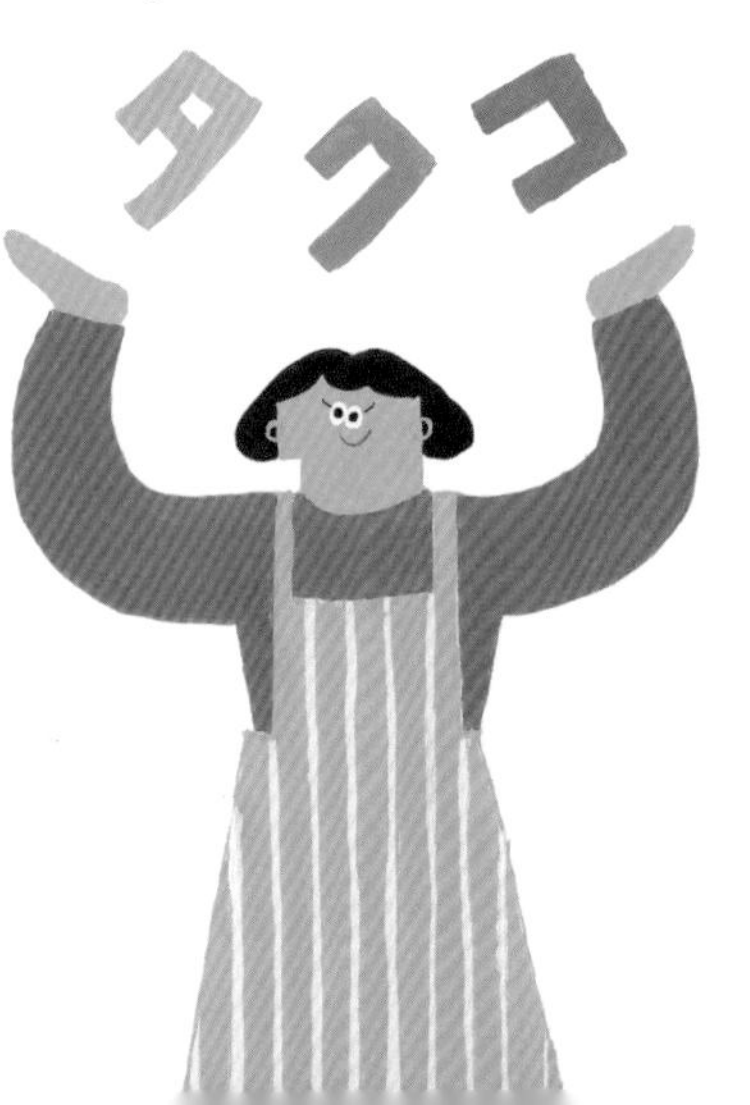

ターメリック

特徴　土っぽいやさしい香り
別名　ウコン、インディアンサフラン
科名　ショウガ科
部位　根茎

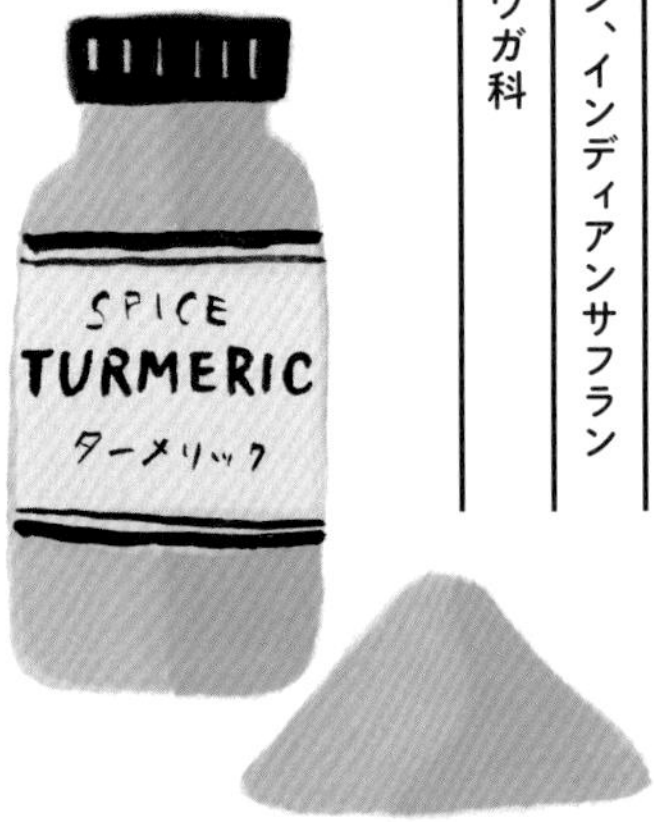

鮮やかな黄色が特徴でカレーには欠かせないスパイス。カレー粉の黄色もターメリックによるものです。黄色の色素成分は「クルクミン」で、老化や美肌、血管を若々しく保つための抗酸化物質を多く含みます。がんや糖尿病、心臓病などの生活習慣病の予防にも効果的といわれ、アメリカではクルクミンの薬剤が売られているほど！　ターメリックは色づけのほか、味に深みをつけたり、肉や魚の臭みを消したりと大活躍。ただ、たくさん入れると土っぽい香りが立ってしまうので、量はほどほどにしましょう。

クミン

特徴　ツンとするエスニックな香り

別名　馬芹《うまぜり》、ジーラ

科名　セリ科

部位　種子（植物学上は果実）

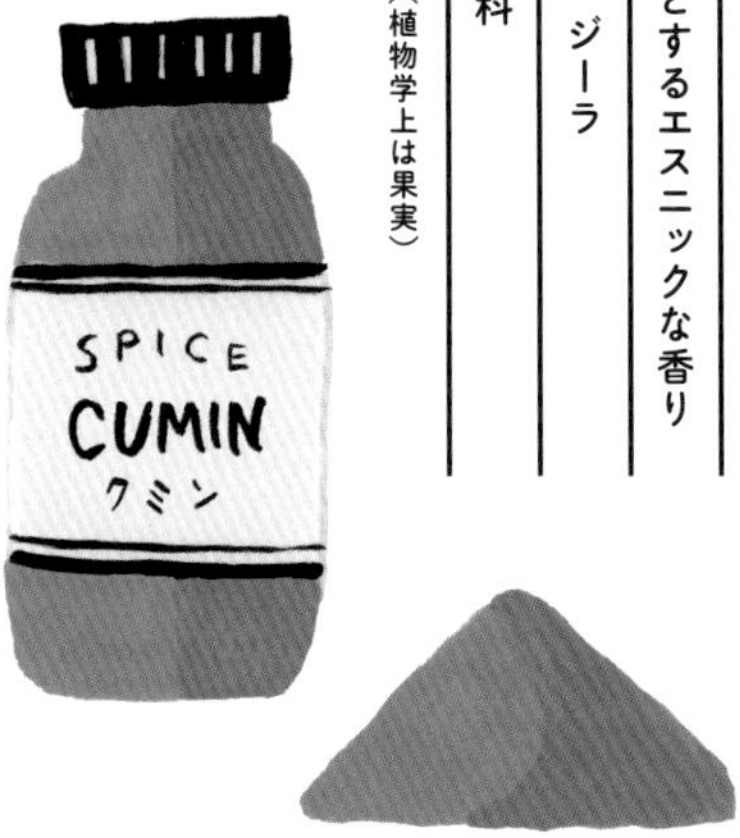

カレーをイメージさせる香りの正体は、このクミン。食欲を増進させ、夏バテや病み上がり時の食欲不振にもうってつけです。消化促進や消化器官を整える作用があるといわれ、腸内にたまったガスを出してくれる効果も。ターメリック同様、抗酸化物質を含んでいて、成分は「クミンアルデヒド」。古くから漢方では胃薬として用いられ、インドやスリランカの医学であるアーユルヴェーダでは精油をリラックス作用として使っているとか。軽く熱してからサラダにかけたり、スープに加えたり、食前に摂取するのもおすすめです。

コリアンダー

特徴　さわやかな香り

別名　コエンドロ

科名　セリ科

部位　種子（植物学上は果実）

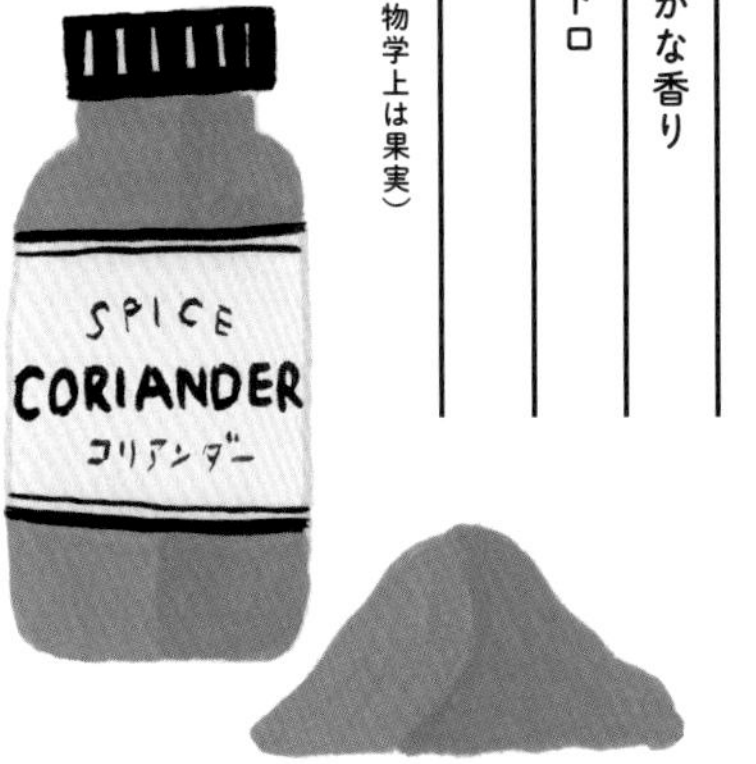

パクチーの種子を粉末にしたもの。インド人がこよなく愛するコリアンダーは、カレーをはじめインド料理に欠かせないスパイス。葉（＝パクチー、香菜《シャンツァイ》）には独特な芳香があるのに対し、種子の香りはレモンのようにさわやか。まったく香りが違うのが面白いところ。それもそのはず、葉と種では香り成分が違うのです。種を使うスパイスは食用・薬用含め、数千年前から利用されてきた長い歴史を持ち、血糖値の上昇を穏やかにするほか、整腸作用があるといわれます。ちなみに、葉にはビタミンCがたっぷりで、眼病予防や美肌づくりのもとにもなるとか。

タクコカレーの作り方

3つのスパイスだけで作る「タクコカレー」は、カリー子流のスパイスカレーの基本です。この作り方を覚えてしまえば、どんなカレーでも作れます。まずは、全体の流れを頭に入れましょう。

作り方のステップは、5つだけ！ と〜っても簡単ですよ。

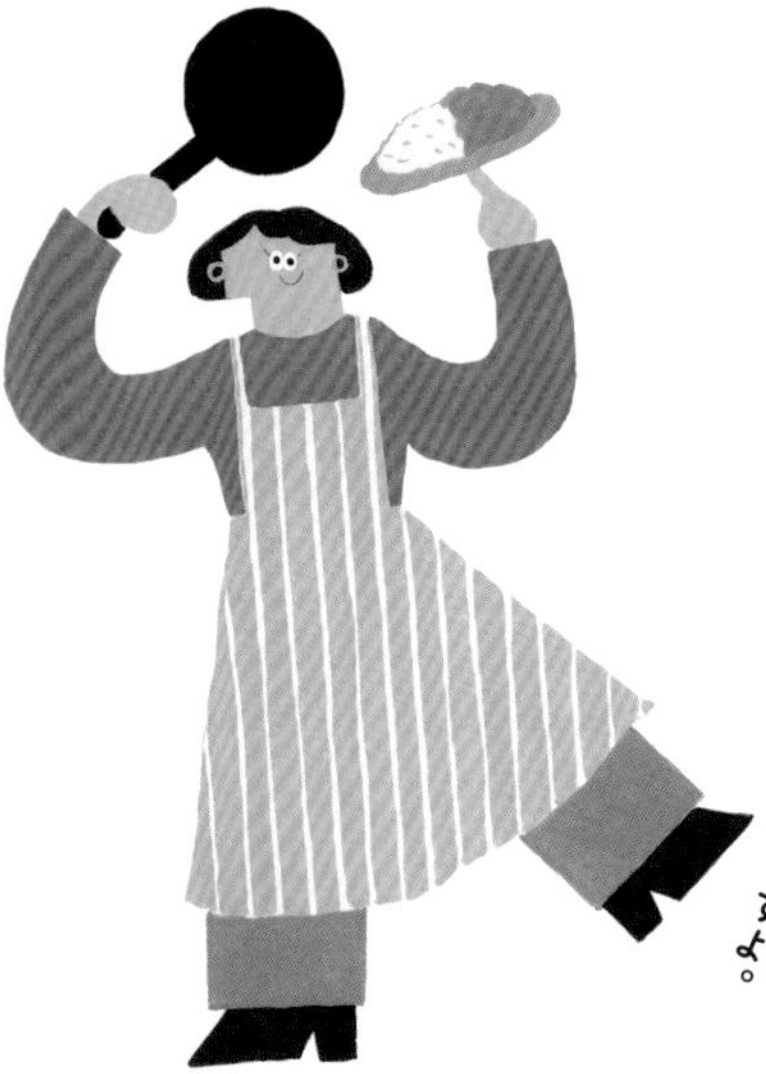

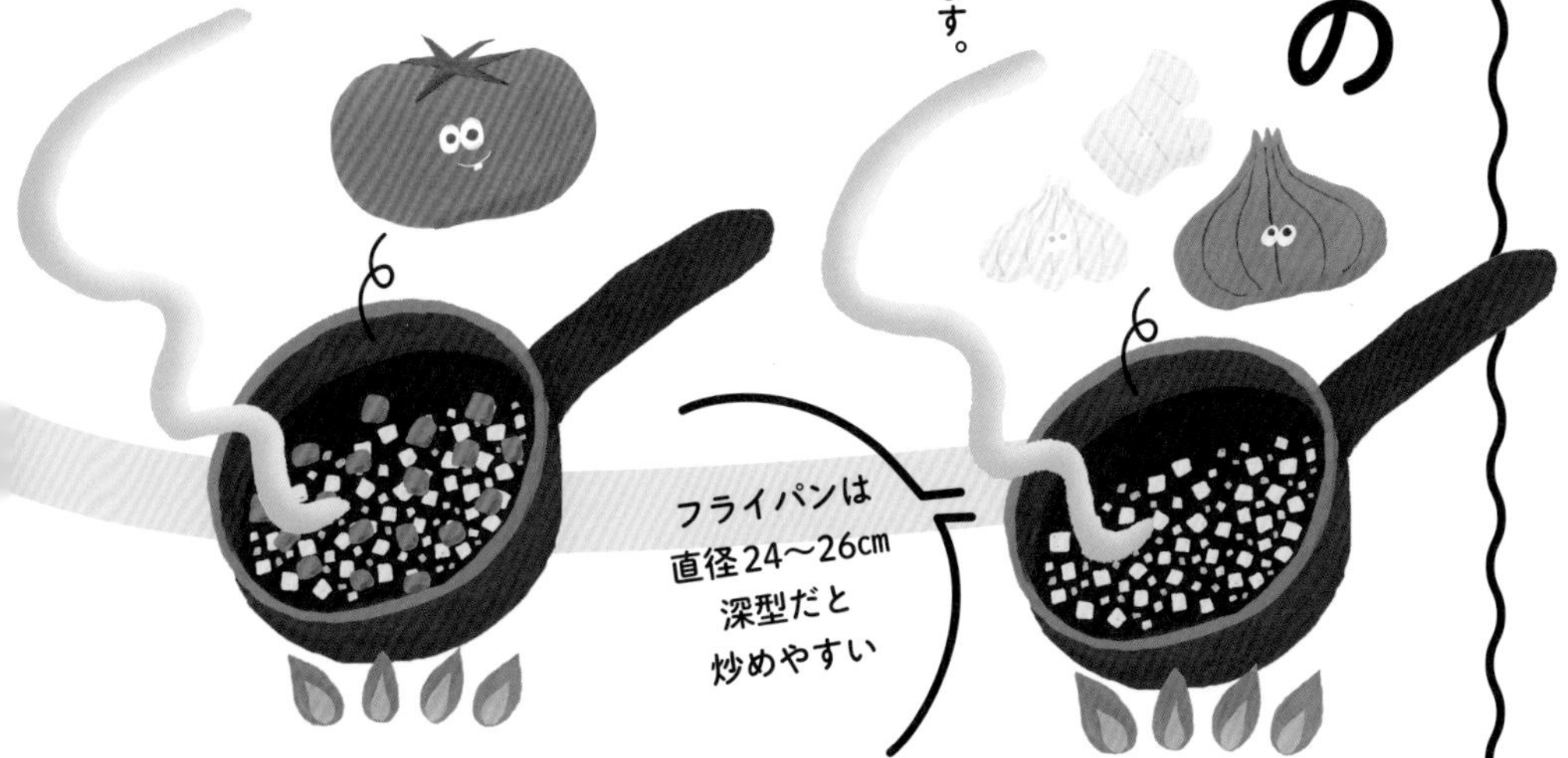

1 にんにく、しょうが、玉ねぎを炒める（強火）

フライパンに油を熱し、にんにく、しょうが、玉ねぎを炒める（玉ねぎの炒め方はp.18〜19）。

2 トマトを加え、炒める（中火）

トマトの形がくずれてペースト状になるまで2分ほど炒める（トマトの炒め方はp.20）。

3 パウダースパイス(タクコ)、塩を加え、炒める(弱火)

パウダースパイスと塩を加え、弱火で1分ほど炒めて香りを引き出す(これで「グレイビー」が完成)。

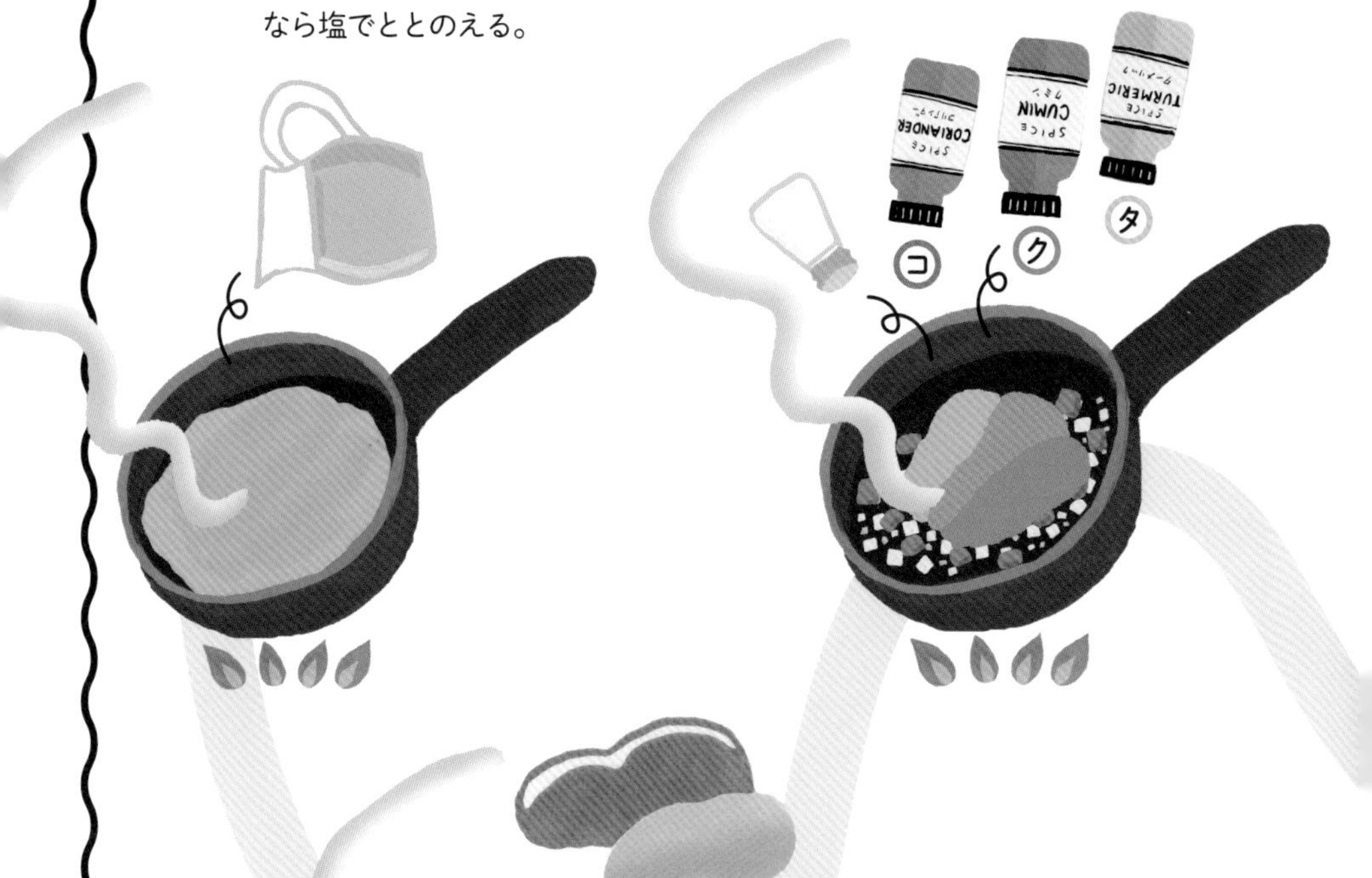

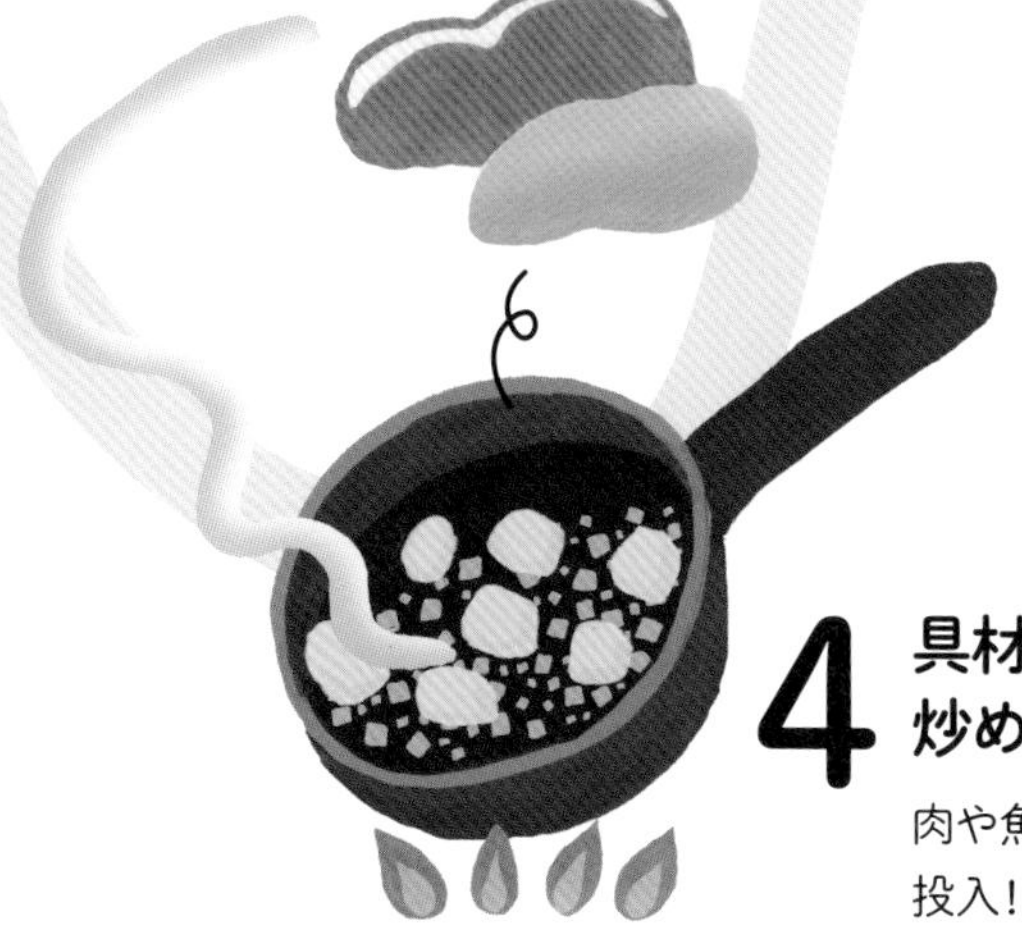

4 具材を加え、炒める(中火)

肉や魚、具材の野菜はここで投入! 具材に3のグレイビーをからめるように炒める。

5 水分を加え、煮る(弱火)

水分を加え、ふたをして具材に火を通す。味をみて、必要なら塩でととのえる。

タクコカレーの材料

スパイスカレーは、「グレイビー」「具材」「水分」の3つからできています。「具材」と「水分」は症状や好みで変わりますが、「グレイビー」は基本的にはどのカレーも共通。味に変化をつけるためや具材に合わせるために、量を変えることがあります。

グレイビー

これは
いつも同じ！

グレイビーは、スパイスカレーのもとで
ほぼすべてのスパイスカレーに共通する味の要。

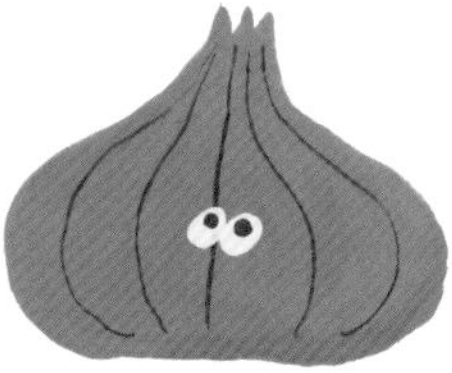

玉ねぎ

甘みとコクのもと。炒め加減はカレーの種類によって変わる。

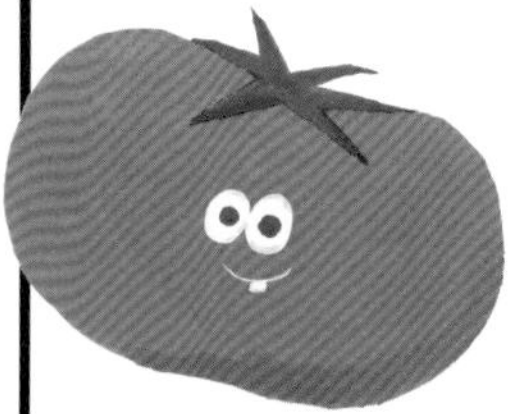

トマト

さわやかな酸味と甘み、うまみをプラス。トマト水煮缶でも代用可。トマトを使わない場合も。

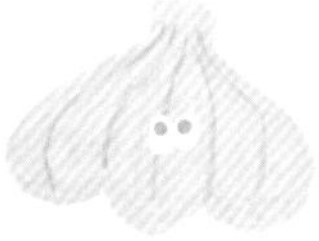

にんにく

香りとうまみのもと。チューブのおろしにんにくで代用可（にんにく1かけ＝チューブ3cm分）。

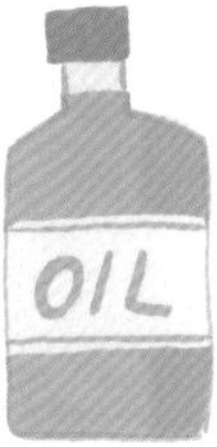

しょうが

香りとうまみのもと。チューブのおろししょうがで代用可（しょうが1かけ＝チューブ3cm分）。

油

サラダ油、オリーブ油など好みのものを。本書では、油は少量なのが特徴。

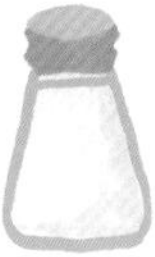

塩

味を決める調味料。具材に塩分がある場合は、味をみて加減を。

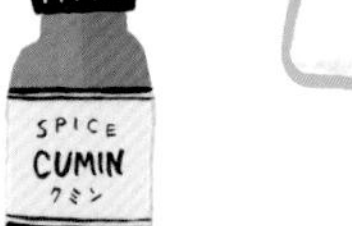

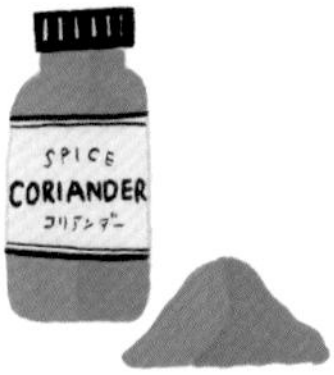

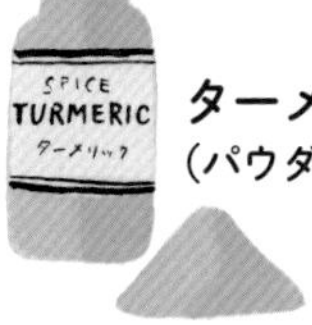

クミン（パウダー）

ターメリック（パウダー）

コリアンダー（パウダー）

水分

とろみ具合を決めるのが、
これ!

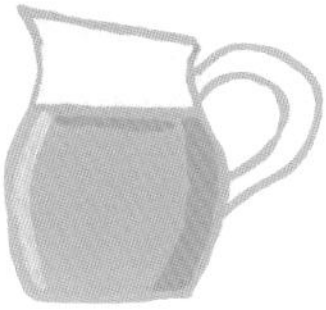

水

or

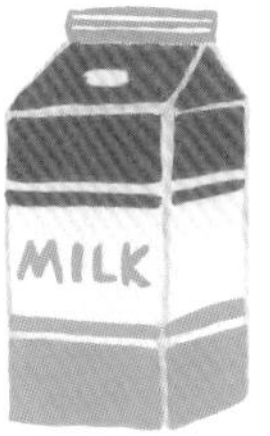

牛乳

or

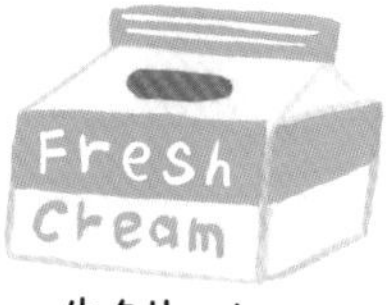

生クリーム

or

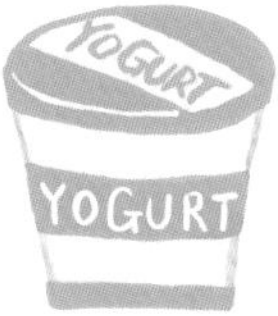

ヨーグルト

or

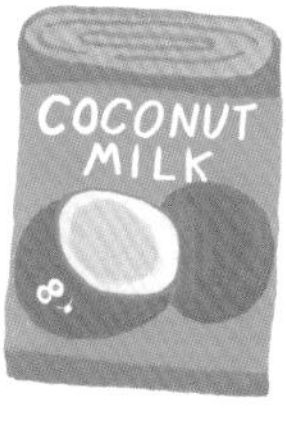

ココナッツミルク

＋

具材

好み、気分、または
症状に合うものを!

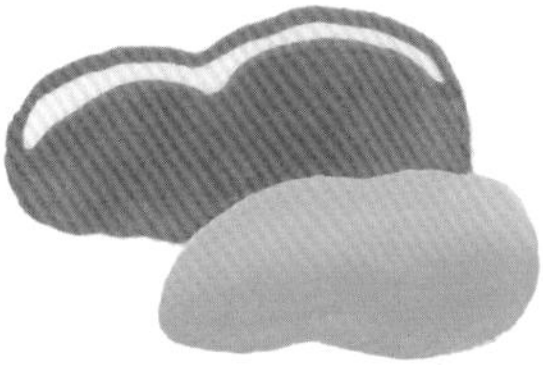

肉

or

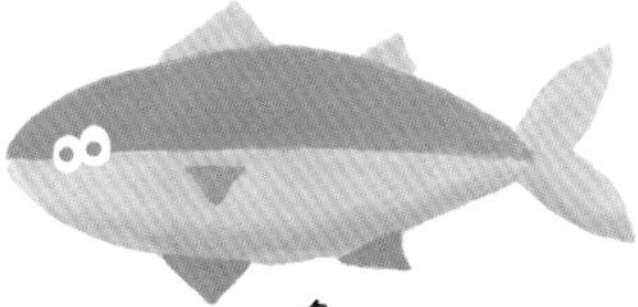

魚

or

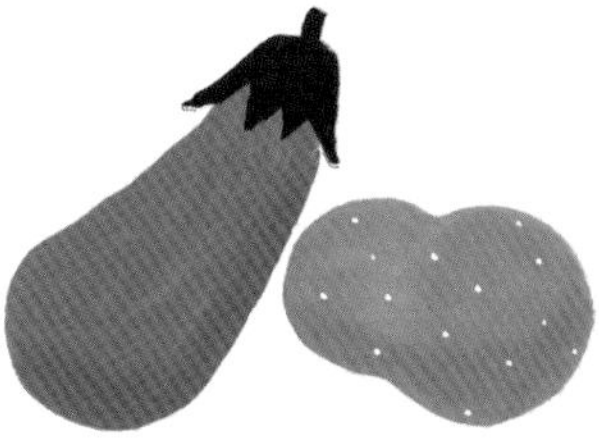

野菜、卵、豆etc.…

＋

玉ねぎの炒め方

玉ねぎは甘みとコクをプラスする、スパイスカレーに欠かせない材料。みじん切りor薄切りと切り方を変える、また、どの程度まで炒めるかで味わいに変化がつきます。玉ねぎは1個200gのものを使用。時間は目安なので、炒め具合は色を見て判断しましょう。

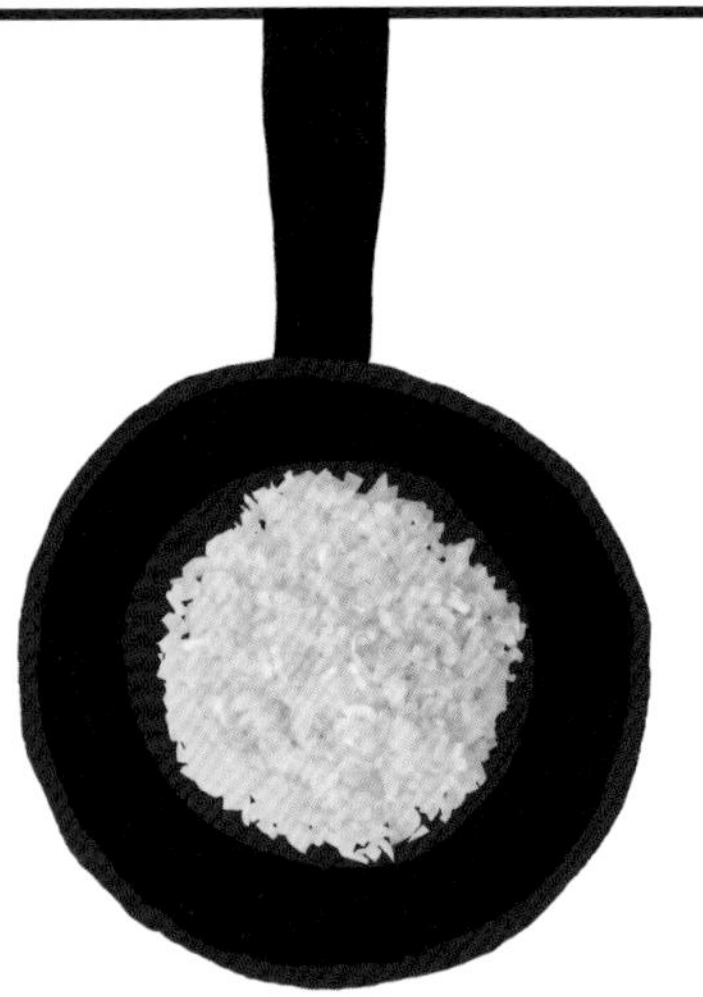

みじん切り

舌ざわりを均一にしたいとき、とろりとしたカレーにしたいときに。チョッパー（みじん切り器）を使うとあっという間に刻むことができます。炒める時間は長め。

コク＆甘み　薄

炒め時間　短

炒め始め

フライパンに油を熱し、にんにく、しょうがと一緒に玉ねぎを入れる。フライパン全体に広げる。

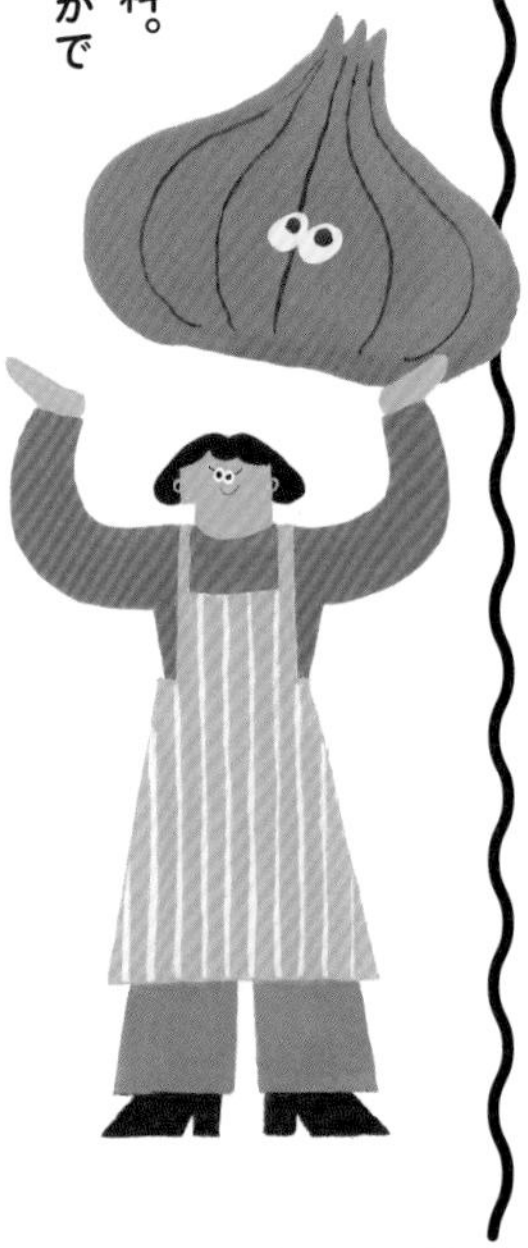

薄切り

なめらかな舌ざわりにしたいときに。厚めに切ると、とろけるような口当たりになりにくいので、スライサーなどでできるだけ薄く切るのがコツ。炒める時間は短め。

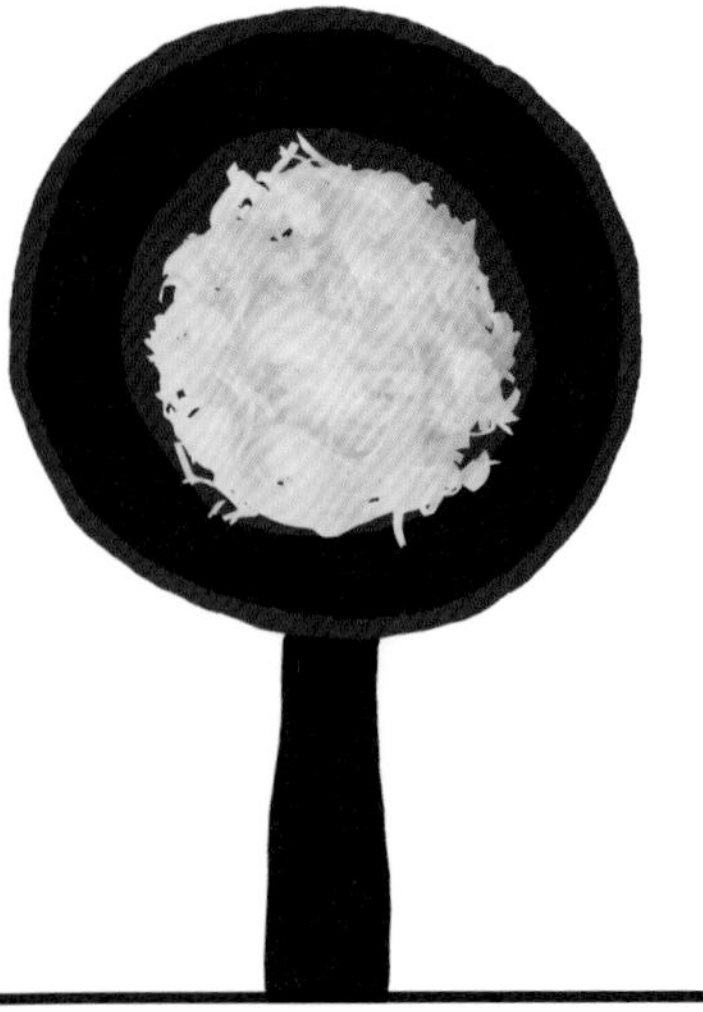

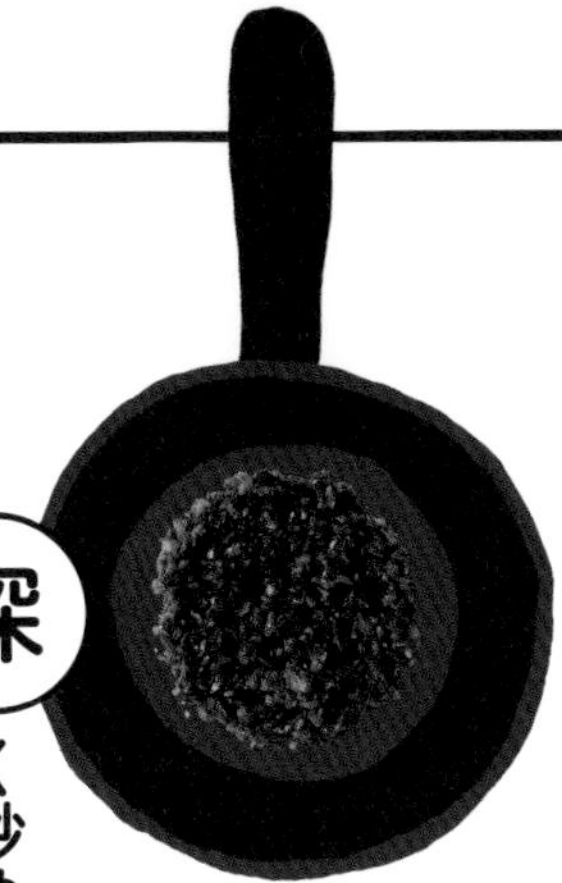

深く炒める

「浅く炒める」と同様に6分ほど炒めたら、強火でさらに4分ほど炒める。焦げる手前のこげ茶色になったらOK。

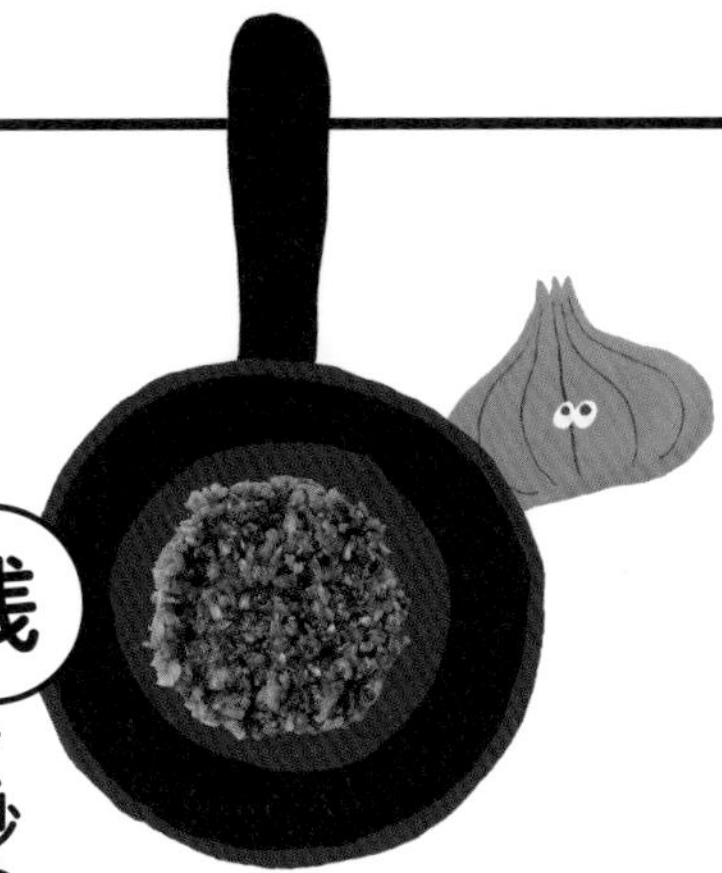

浅く炒める

強火で6分ほど炒める。はじめはあまり触らず、透明になってきたら、焦げないように木べらなどで底をこすりながら炒める。薄茶色になればOK。

濃

長

「浅く炒める」と同様に3分ほど炒めたら、強火でさらに2分ほど炒める。焦げる手前のこげ茶色になり、1/3量ほどになったらOK。

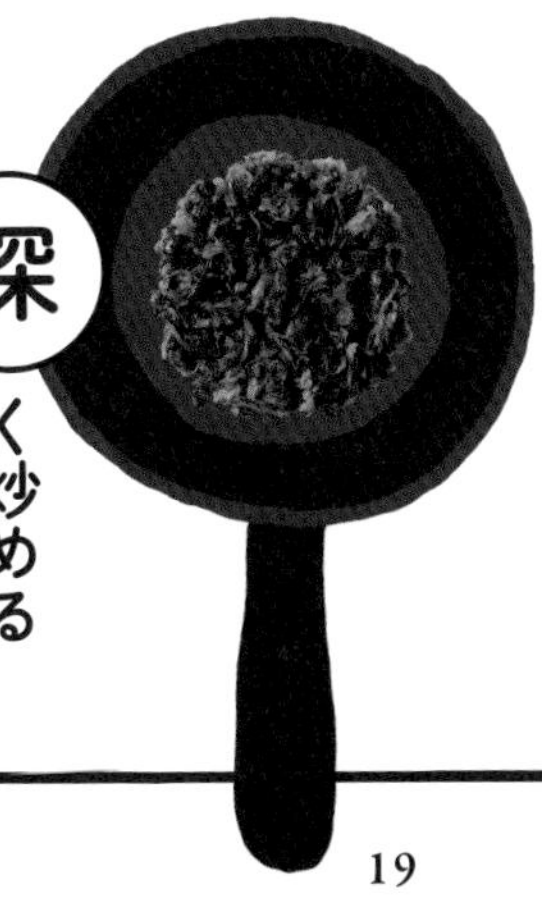

深く炒める

強火で3分ほど炒める。はじめはあまり触らず、透明になってきたら、焦げないように木べらなどで底をこすりながら炒める。薄茶色になり、半量ほどになったらOK。

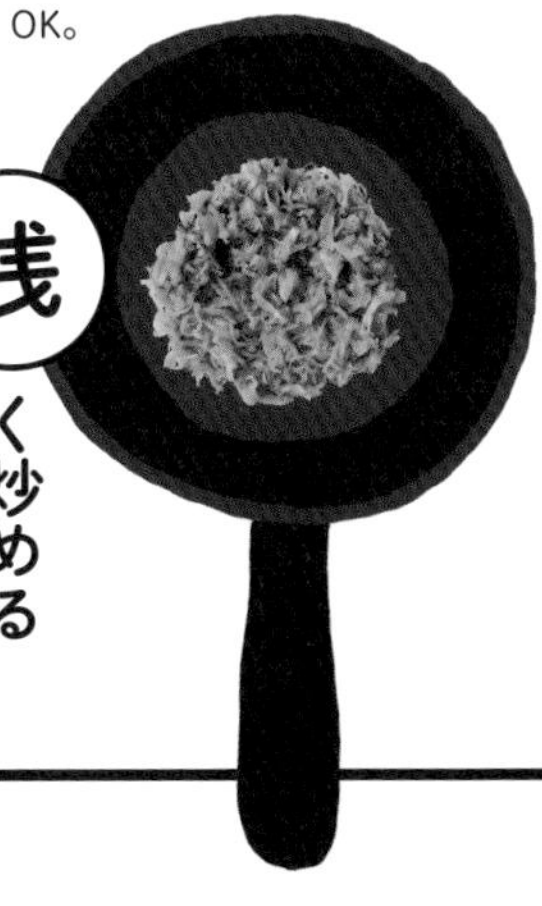

浅く炒める

時短ワザ

切った玉ねぎを電子レンジで加熱すると水分が飛び、炒める時間が短くなります。切ってから冷凍しておくのも、炒め時間を短くするコツ。

トマトの使い分け

トマトはスパイスカレーに酸味と甘み、うまみをプラスします。量を加減し、使い分けると味のバリエーションが広がります。トマト水煮缶でも代用できます。

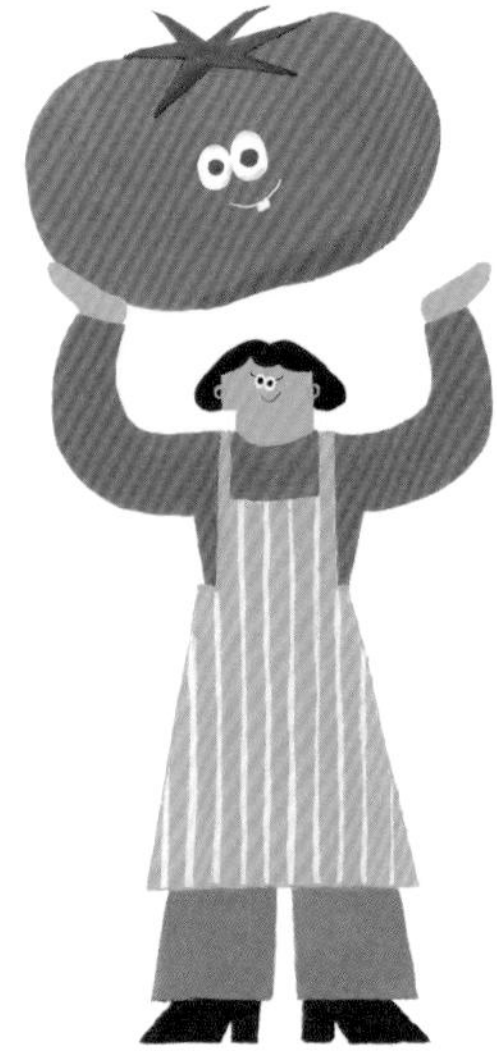

1/4個 約50g	なし

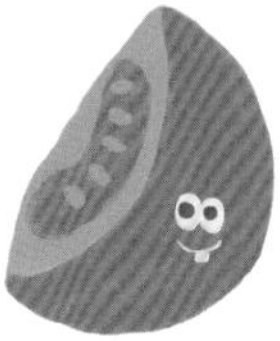

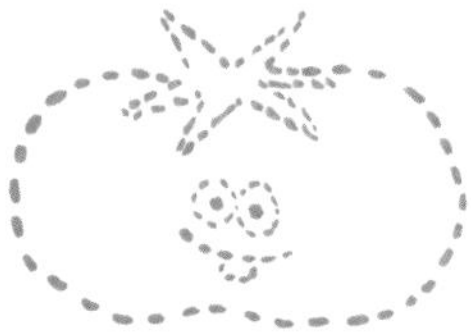

酸味&甘み&うまみ　**薄**

トマトの炒め方

1 トマトを入れて広げ、中火で1分ほどそのままおき、水分を飛ばす。

2 トマトがくたっとしてきたら、木べらなどでつぶしながら、全体にさらに1分ほど炒め合わせる。水分がなくなり、ペースト状になったらOK。

とろみ&舌ざわり　**さらさら**

軽めの酸味やうまみがほしいとき。和素材を使うなど具材の味を際立たせたいとき。

合う素材

* 納豆
* オクラ
* きのこ類
* ひじき
* かぼちゃ

スープのような軽い味わいにしたいとき。素材の甘みやうまみを引き出したいとき。

合う素材

* 梅干し
* 豚バラ肉
* 長ねぎ
* 豆腐
* 鶏肉
* いちじく

＼代用可／

トマト水煮缶

生のトマト1個は、トマト缶1/2缶(200g)にも置き換えられます。生のトマトよりも濃度があり甘みも強いので、カレーが濃厚な味わいに。買いおきして常備できるのも便利。残りは冷凍保存できます。

1個	1/2個
約200g	約100g
	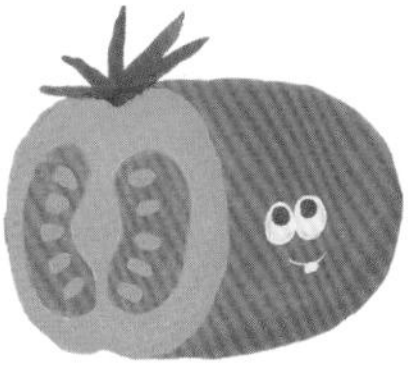

濃

とろり

1個

肉や魚、野菜などオールマイティ。

合う素材

* 鶏肉
* キャベツ
* 豚肉
* ブロッコリー
* 卵
* いわし水煮缶
* 豆
* レバー
* えび
* 牛肉

1/2個

香りやうまみが強い具材の特徴を生かしたいとき。

合う素材

* さば水煮缶
* 白菜
* 豚ひき肉
* あさり
* セロリ
* 鶏手羽先
* ほうれん草
* じゃがいも

チキンカレー

簡単なのに濃厚な、誰もが好きなテッパンカレー！

材料 2人分

具材	鶏もも肉(一口大に切る)	300g
グレイビー	にんにく、しょうが(各みじん切り)	各1かけ
	玉ねぎ(みじん切り)	1個
	トマト(ざく切り)	1個
	ターメリック(パウダー)	小さじ1
	クミン(パウダー)	小さじ1
	コリアンダー(パウダー)	小さじ1
	塩	小さじ1
水分	水	100mℓ
	生クリーム	100mℓ
	油	大さじ1

作り方

1 フライパンに油を熱し、にんにく、しょうが、玉ねぎを入れ、こげ茶色になるまで強火で10分ほど炒める(p.18〜19)。

2 トマトを加え、水分がなくなりペースト状になるまで中火で2分ほど炒める(p.20)。

3 ターメリック、クミン、コリアンダー、塩を加え、弱火で1分ほど炒める。

4 鶏肉を加え、中火で2分ほど炒める。

5 水を加え、煮立ったらふたをして弱火で10分ほど煮る。仕上げに生クリームを加え、味をみて、物足りなければ塩少々(分量外)でととのえる。

おいしさのツボ

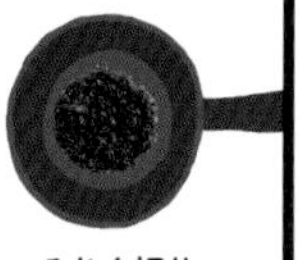

みじん切り
&
深く炒める

1個

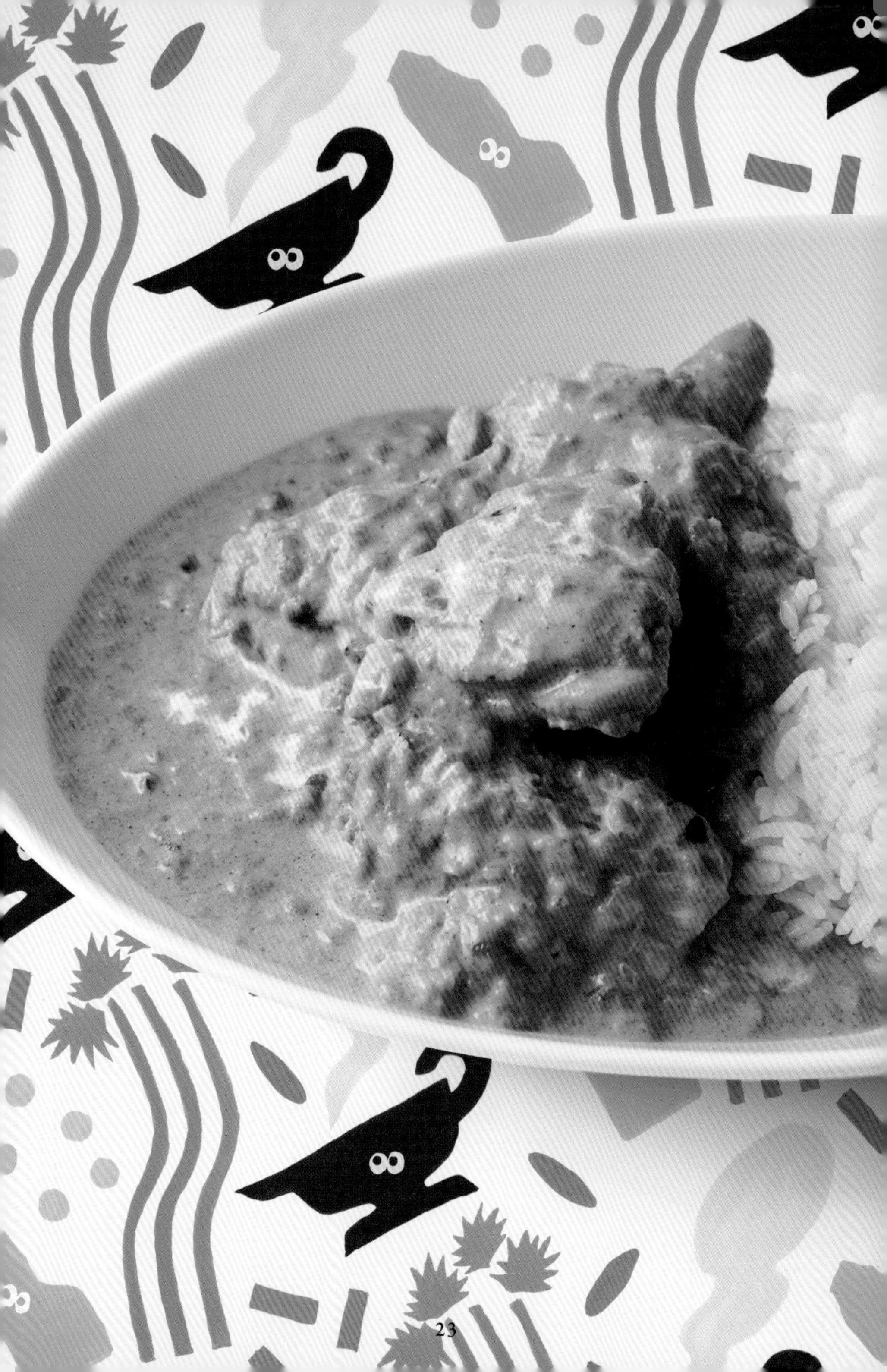

さば缶カレー

缶詰を買いおきしておけば、いつでも作れる！

材料 2人分

具材	さば水煮缶	1缶(200g)
グレイビー	にんにく、しょうが(各みじん切り)	各1かけ
	玉ねぎ(薄切り)	1個
	トマト(ざく切り)	1/2個
	ターメリック(パウダー)	小さじ1
	クミン(パウダー)	小さじ1
	コリアンダー(パウダー)	小さじ1
水分	水	100mℓ
	ココナッツミルク	100mℓ
	油	大さじ1

作り方

1 フライパンに油を熱し、にんにく、しょうが、玉ねぎを入れ、こげ茶色になるまで強火で5分ほど炒める(p.18〜19)。

2 トマトを加え、水分がなくなりペースト状になるまで中火で2分ほど炒める(p.20)。

3 ターメリック、クミン、コリアンダーを加え、弱火で1分ほど炒める。

4 さば缶は缶汁ごと水とともに加え、ふたをして弱火で5分ほど煮る。ココナッツミルクを加えてひと煮立ちさせ、味をみて、物足りなければ塩小さじ1/4〜(分量外)でととのえる。

おいしさのツボ

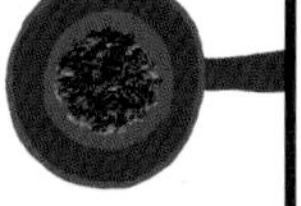

薄切り
&
深く炒める

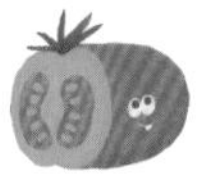

1/2個

Memo

さば缶はメーカーによって塩分量が違うので、塩は最後に味をみて調節を。写真のごはんはインドの長粒米バスマティライス(p.92)。残ったココナッツミルクの保存はp.108参照。あれば、パクチーをちらし、くし形に切ったレモンを添えて搾って食べても。

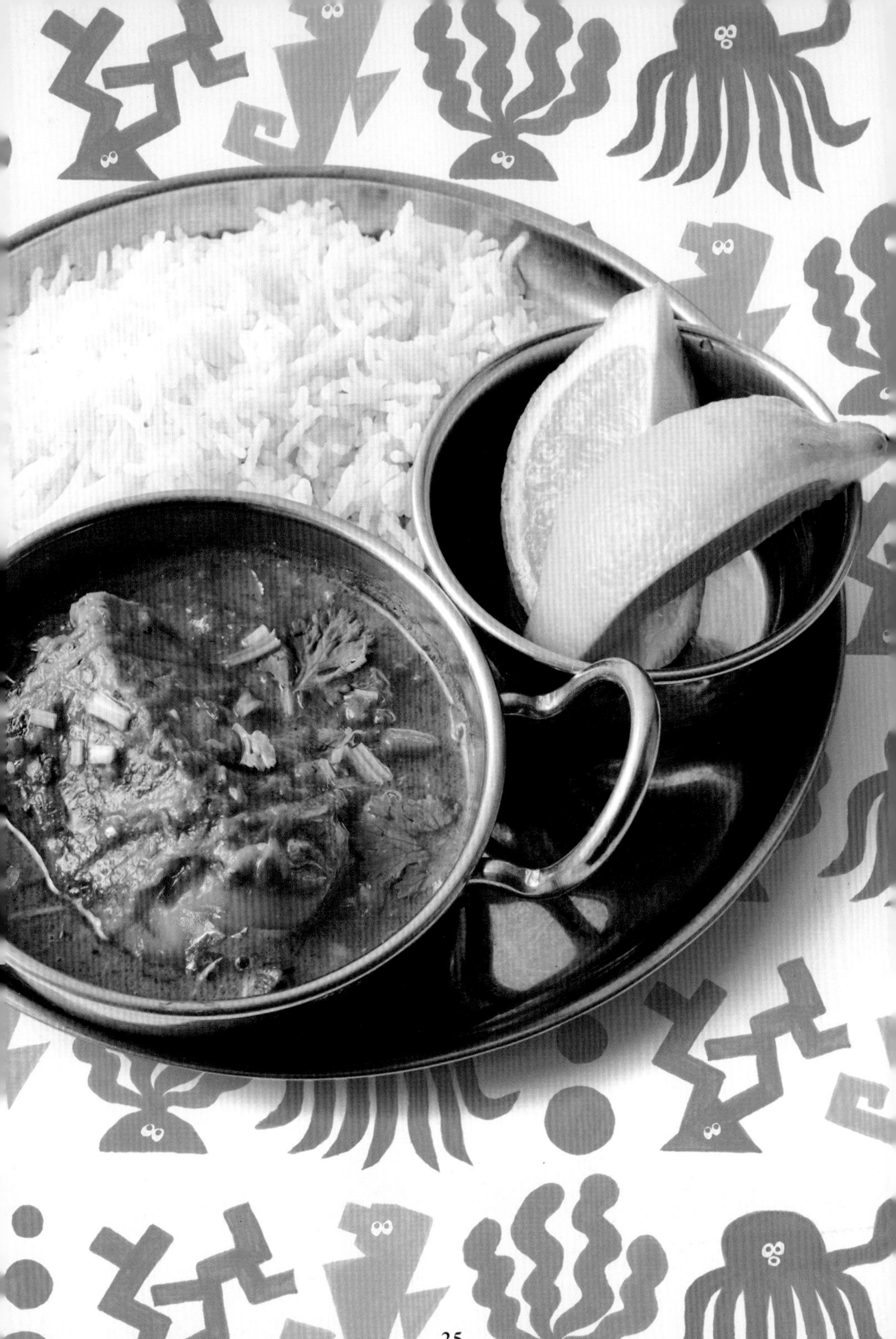

キャベツカレー

安くておいしくて簡単！の三冠カレー

材料 2人分

具材	キャベツ（ざく切り）	1/4個（200〜300g）
グレイビー	にんにく、しょうが（各みじん切り）	各1かけ
	玉ねぎ（みじん切り）	1個
	トマト（ざく切り）	1個
	ターメリック（パウダー）	小さじ1
	クミン（パウダー）	小さじ1
	コリアンダー（パウダー）	小さじ1
	塩	小さじ1
水分	ヨーグルト（無糖）	60g
	油	大さじ1

作り方

1 フライパンに油を熱し、にんにく、しょうが、玉ねぎを入れ、こげ茶色になるまで強火で10分ほど炒める（p.18〜19）。

2 トマトを加え、水分がなくなりペースト状になるまで中火で2分ほど炒める（p.20）。

3 ターメリック、クミン、コリアンダー、塩を加え、弱火で1分ほど炒める。

4 キャベツを加え、全体をよく混ぜ、ふたをして弱火で3分ほど蒸し煮にする。

5 よく混ぜたヨーグルトを加え、ひと煮立ちしたらすぐに火を止める。味をみて、物足りなければ塩少々（分量外）でととのえる。

おいしさのツボ

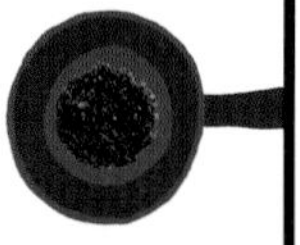

みじん切り
&
深く炒める

1個

Memo

ヨーグルトは酸味の少ないものがおすすめ。よく混ぜてから加えないとダマになるので注意。また、加熱しすぎもダマの原因に。写真のごはんはターメリックライス（p.92）。

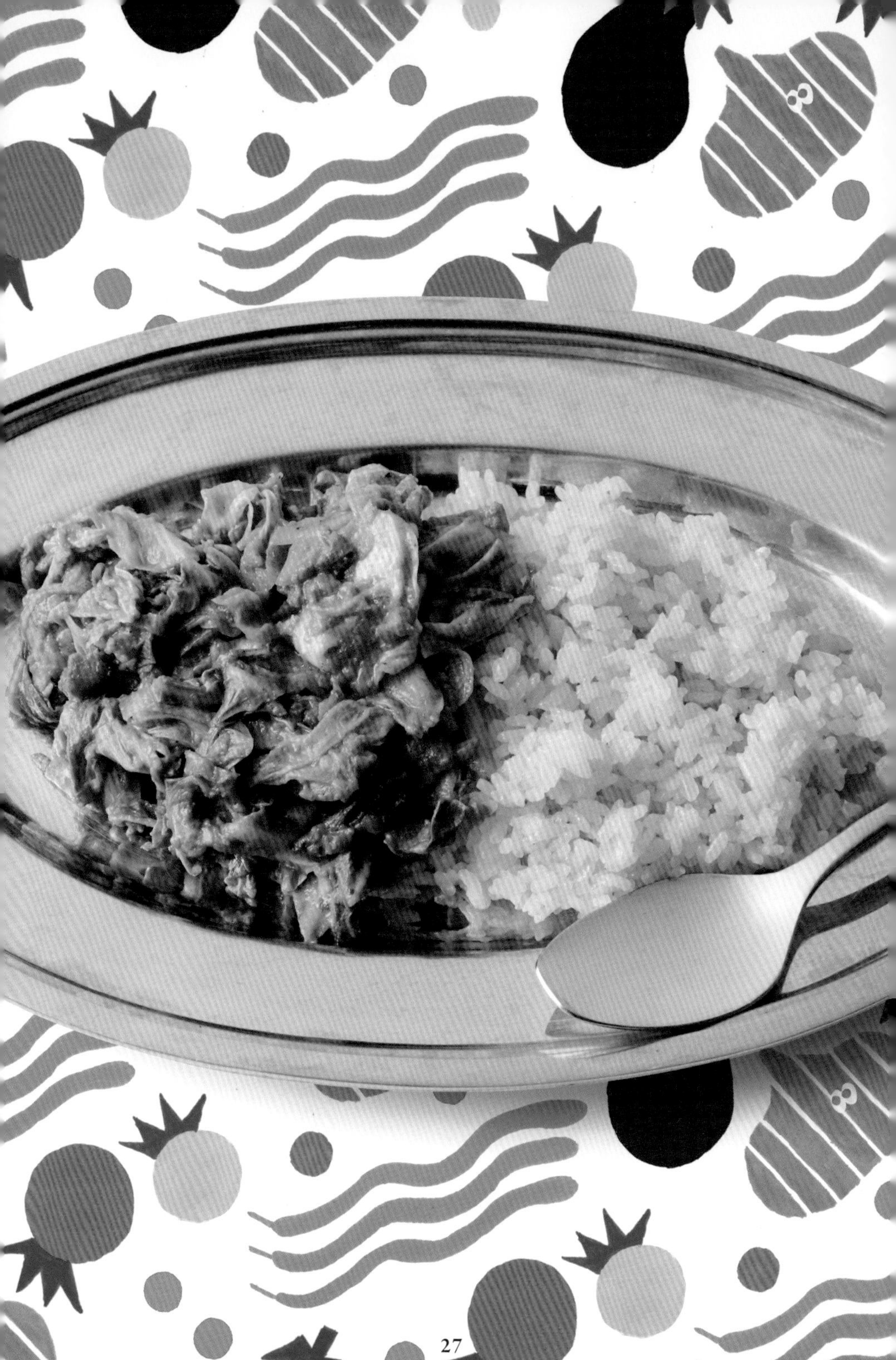

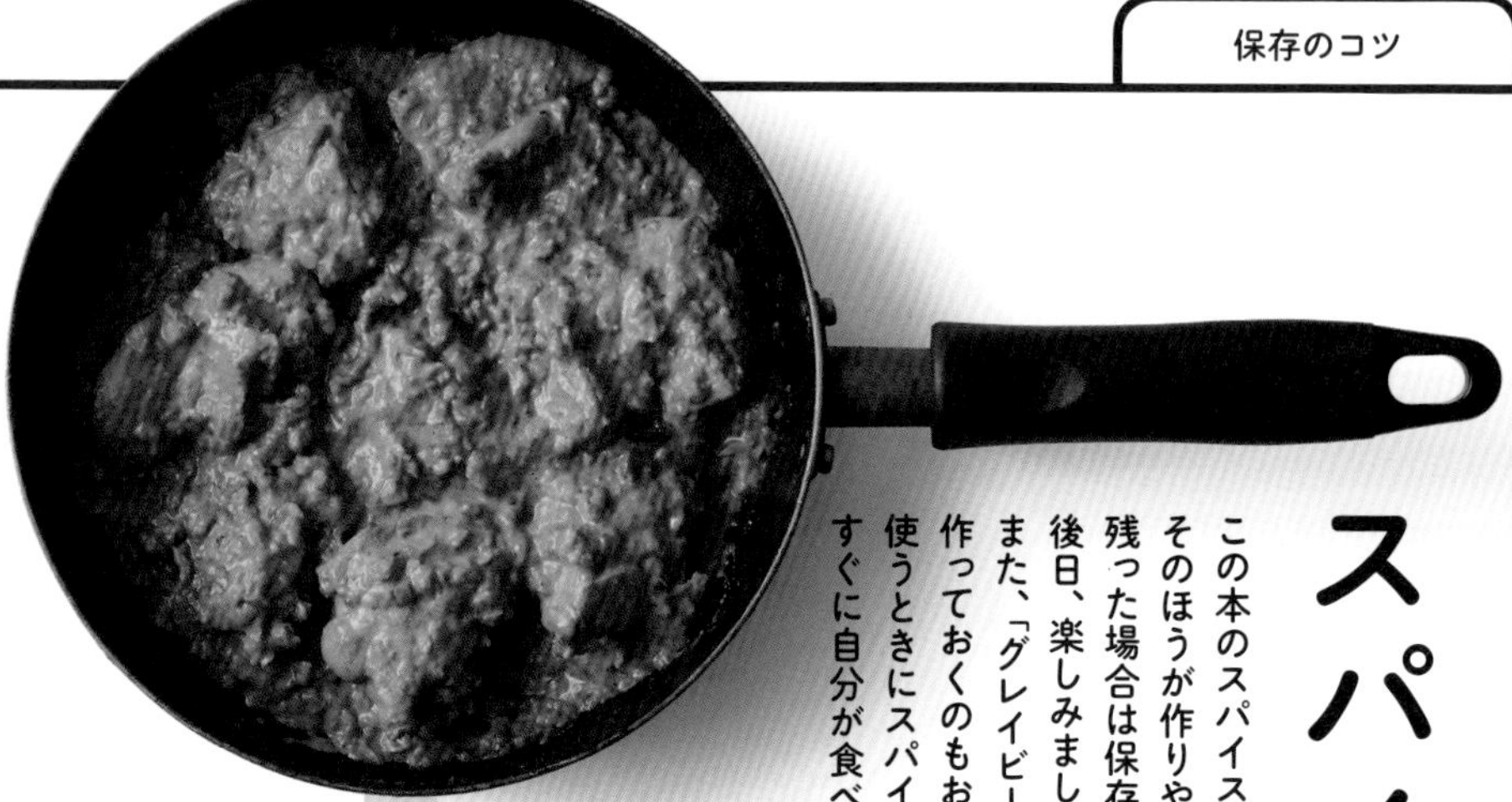

スパイスカレーの保存方法

この本のスパイスカレーは、2人分ずつ作ります。
そのほうが作りやすいからです。
残った場合は保存しておき、
後日、楽しみましょう。
また、「グレイビー」をたくさん
作っておくのもおすすめ。
使うときにスパイスや具材を足せば、
すぐに自分が食べたいカレーが作れますよ。

スパイスカレーで保存

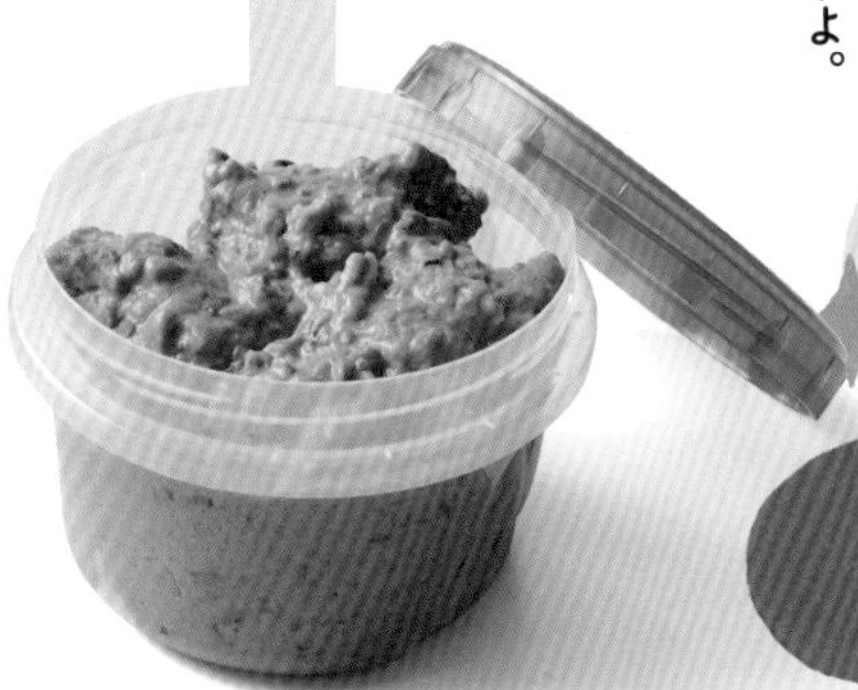

冷蔵・冷凍

1食分ずつ保存容器に入れて保存。冷蔵なら3〜4日、冷凍なら1か月を目安に。

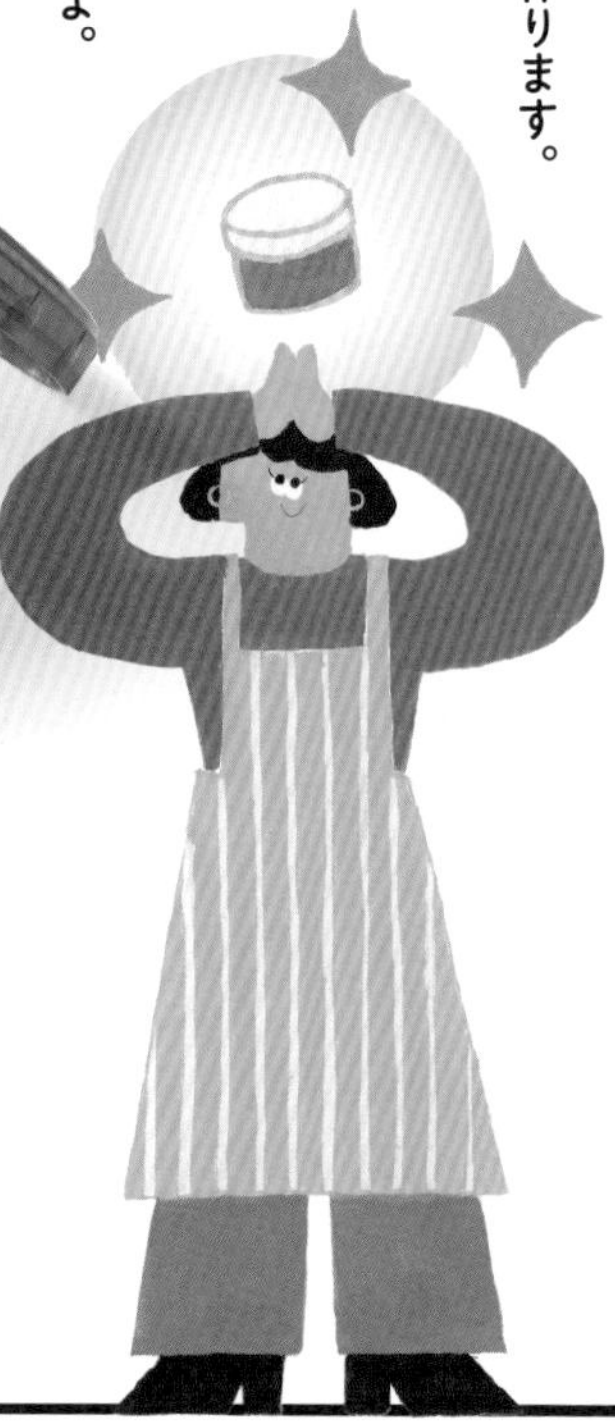

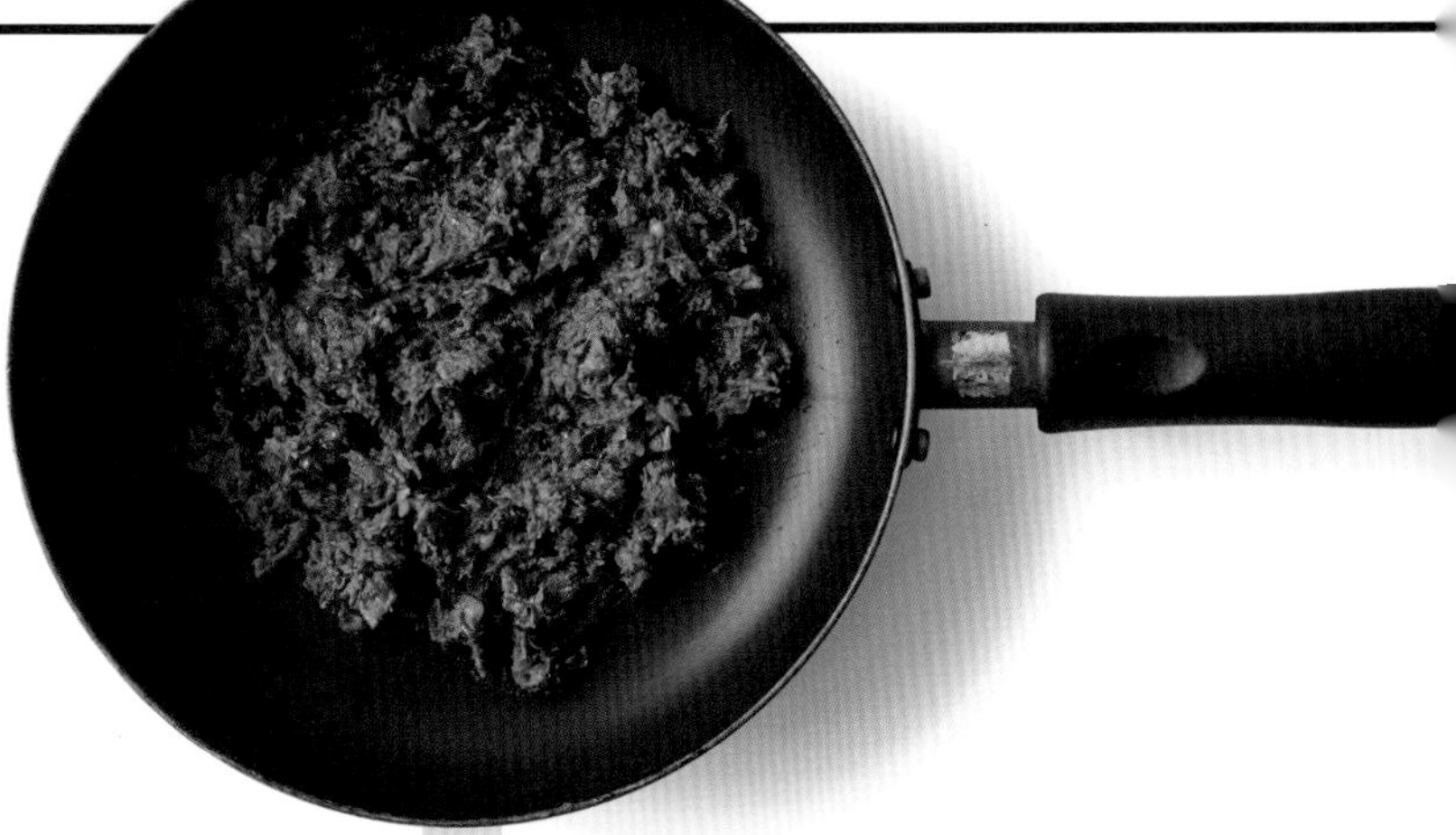

グレイビーで保存

（p.14〜15の1〜3まで作って保存）

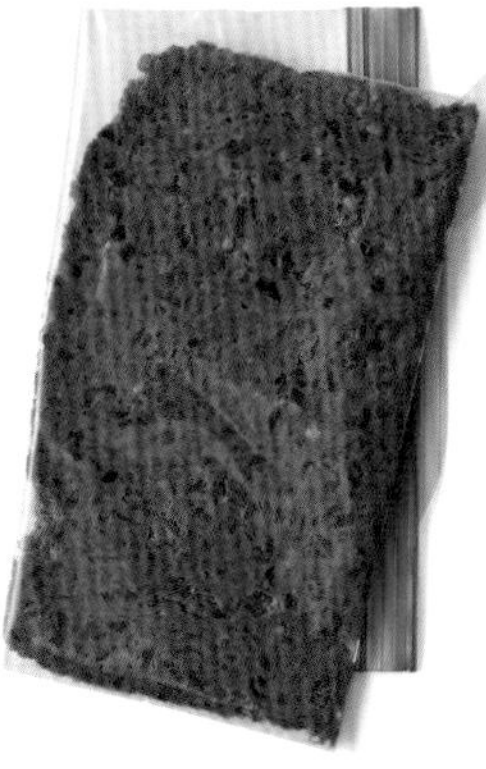

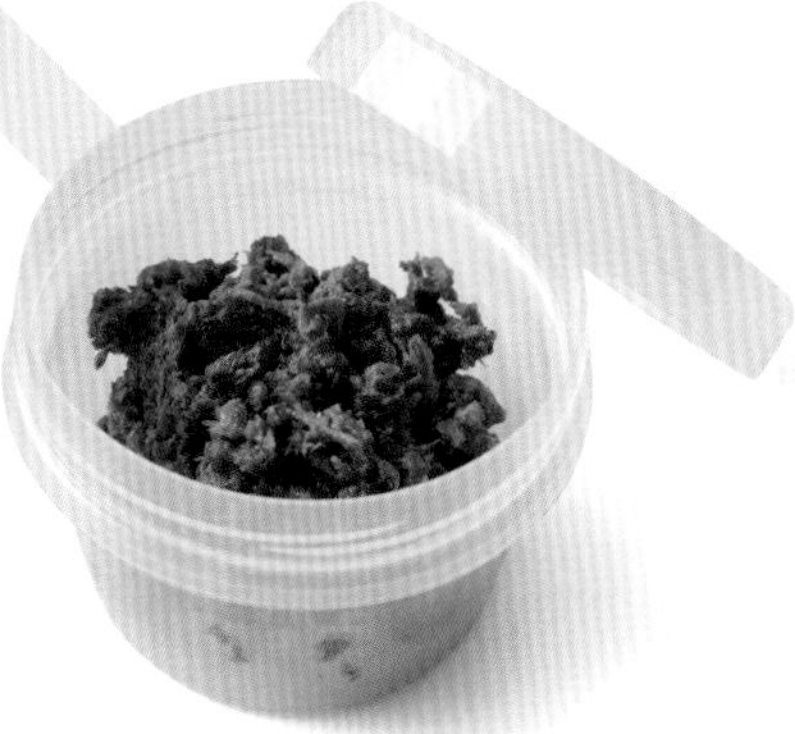

冷蔵

保存容器に入れて冷蔵庫へ。5日を目安に使いきる。使用するときは、フライパンに入れ、15ページの4〜作る。

冷凍

1食分ずつ保存袋に入れ、冷凍庫へ。1か月を目安に使いきる。冷蔵庫に入れて自然解凍するか、電子レンジで解凍し、15ページの4〜作る。

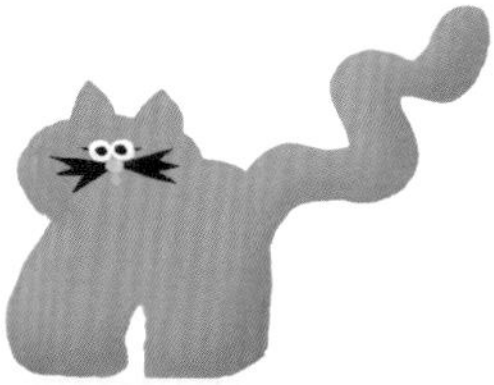

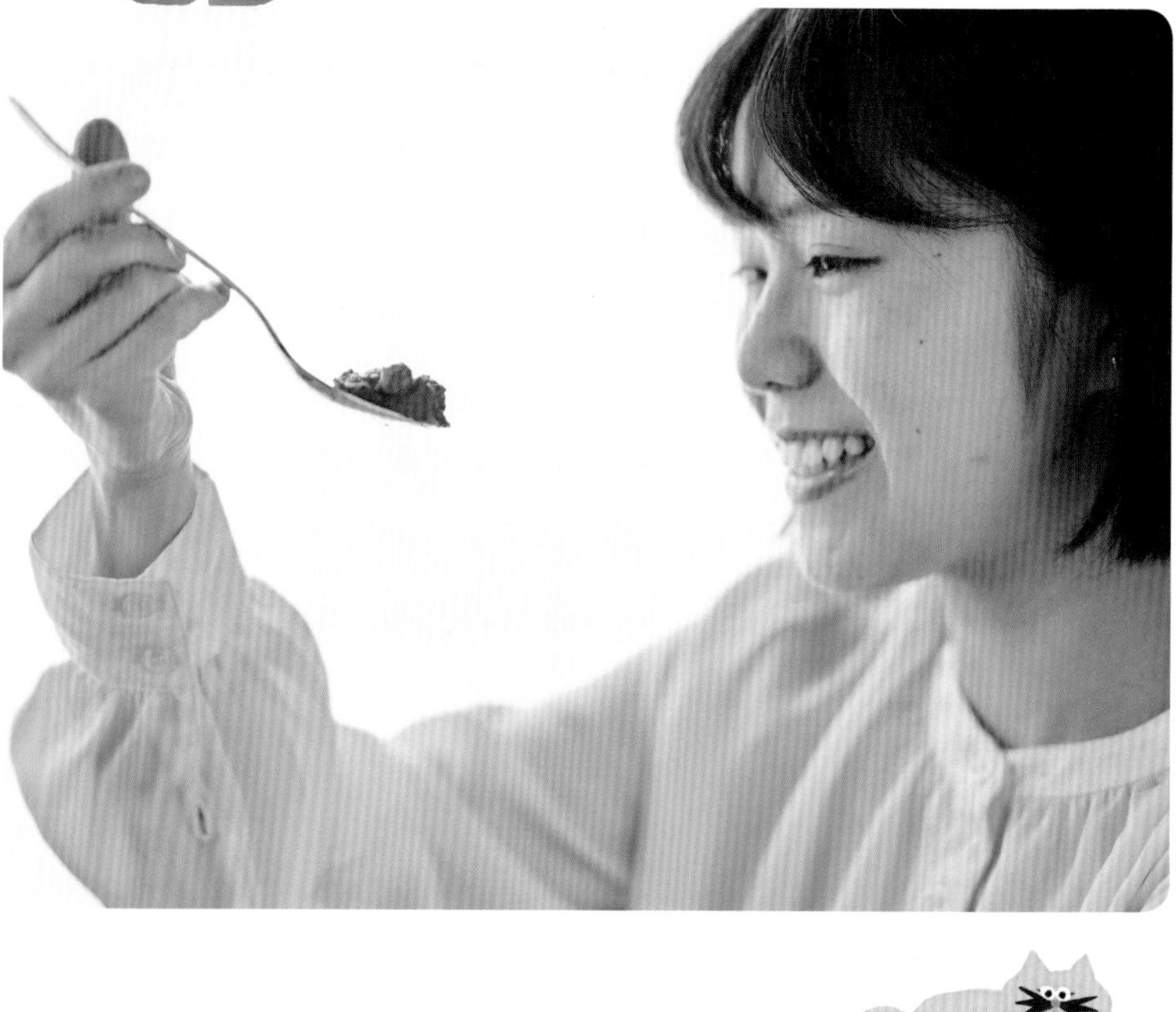

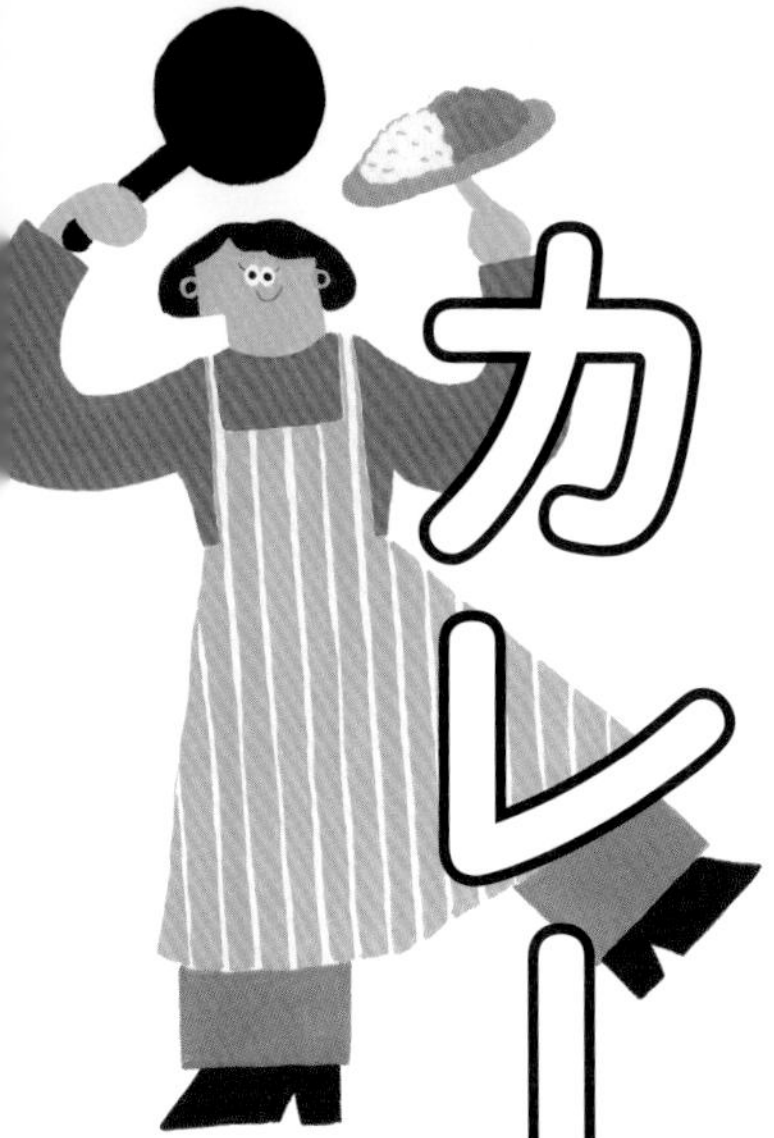

症状別スパイスカレー

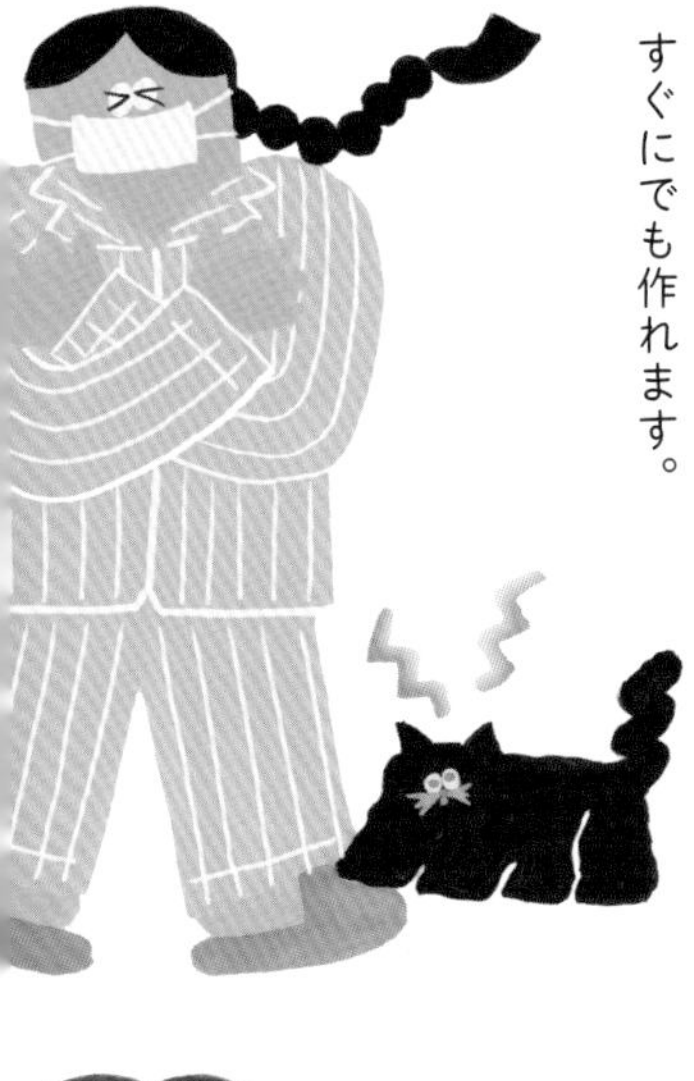

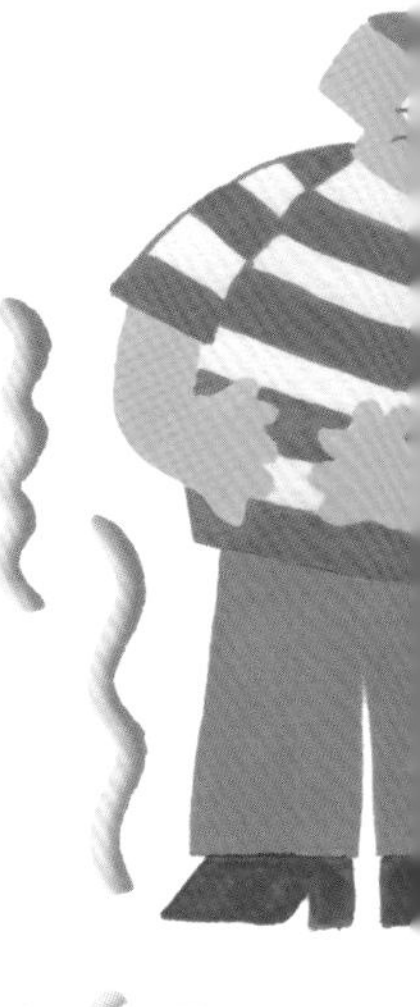

病気ではないけれど、
なんとなく体調がすぐれない。
風邪をひきやすい、便秘をしやすい……。
そんな不調を抱えている人は多いもの。
でも、なるべく薬は飲みたくない
というのがだれしもの本音です。
そこで、スパイスカレーの出番!!
スパイスはさまざまな効能をもっているので、
その効能を上手に利用すれば
不調をやわらげることができるのです。
作り方もいたって簡単です。
材料も3つの最強スパイス「タクコ」に
症状に合わせたスパイスを1つプラスするだけ!
すぐにでも作れます。

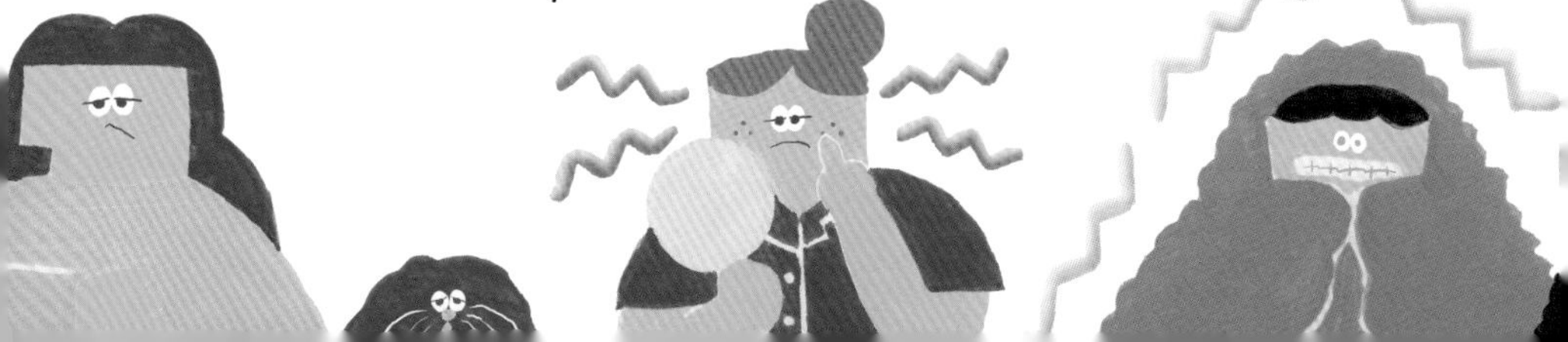

スパイスカレーは症状に合わせて作れます。

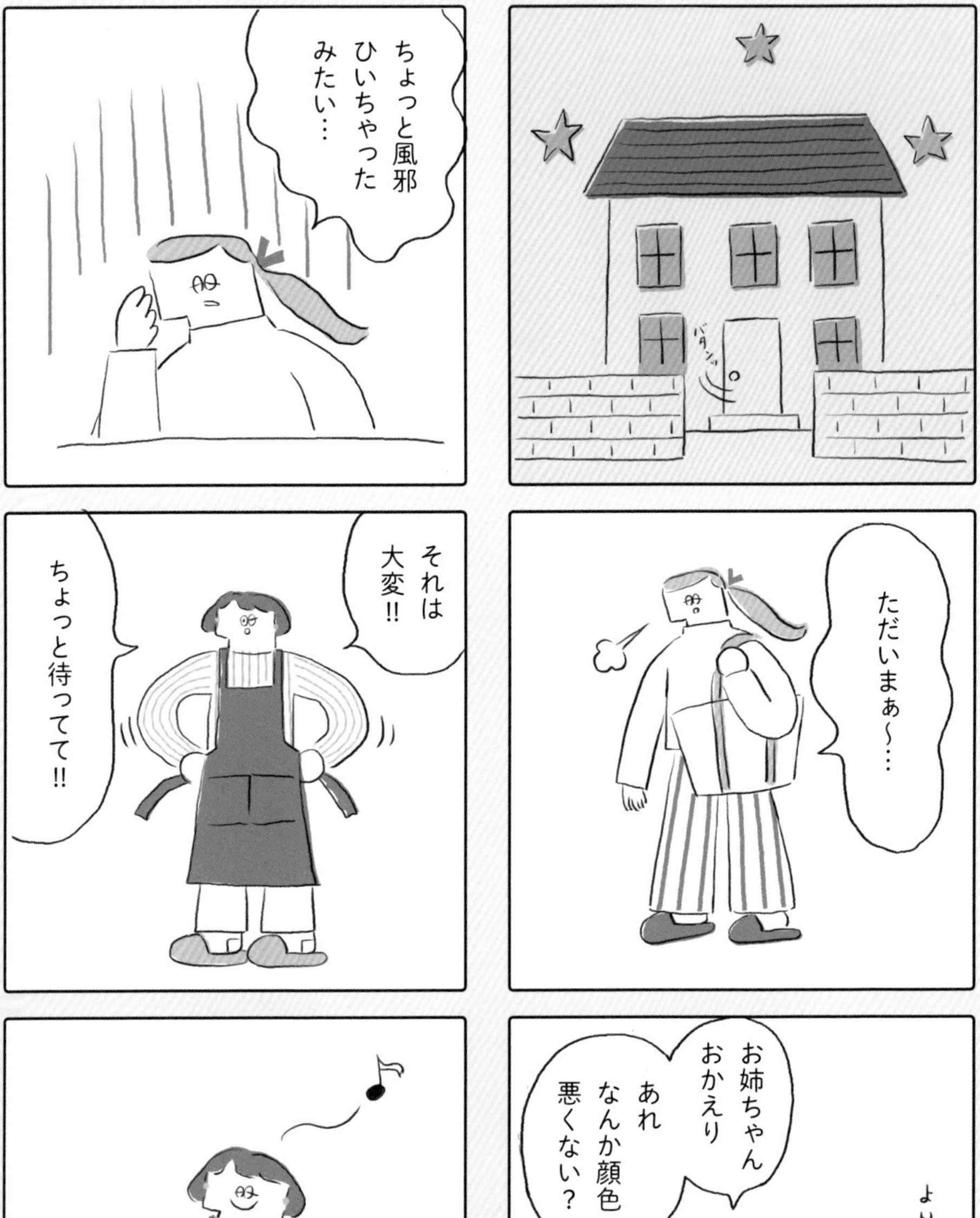

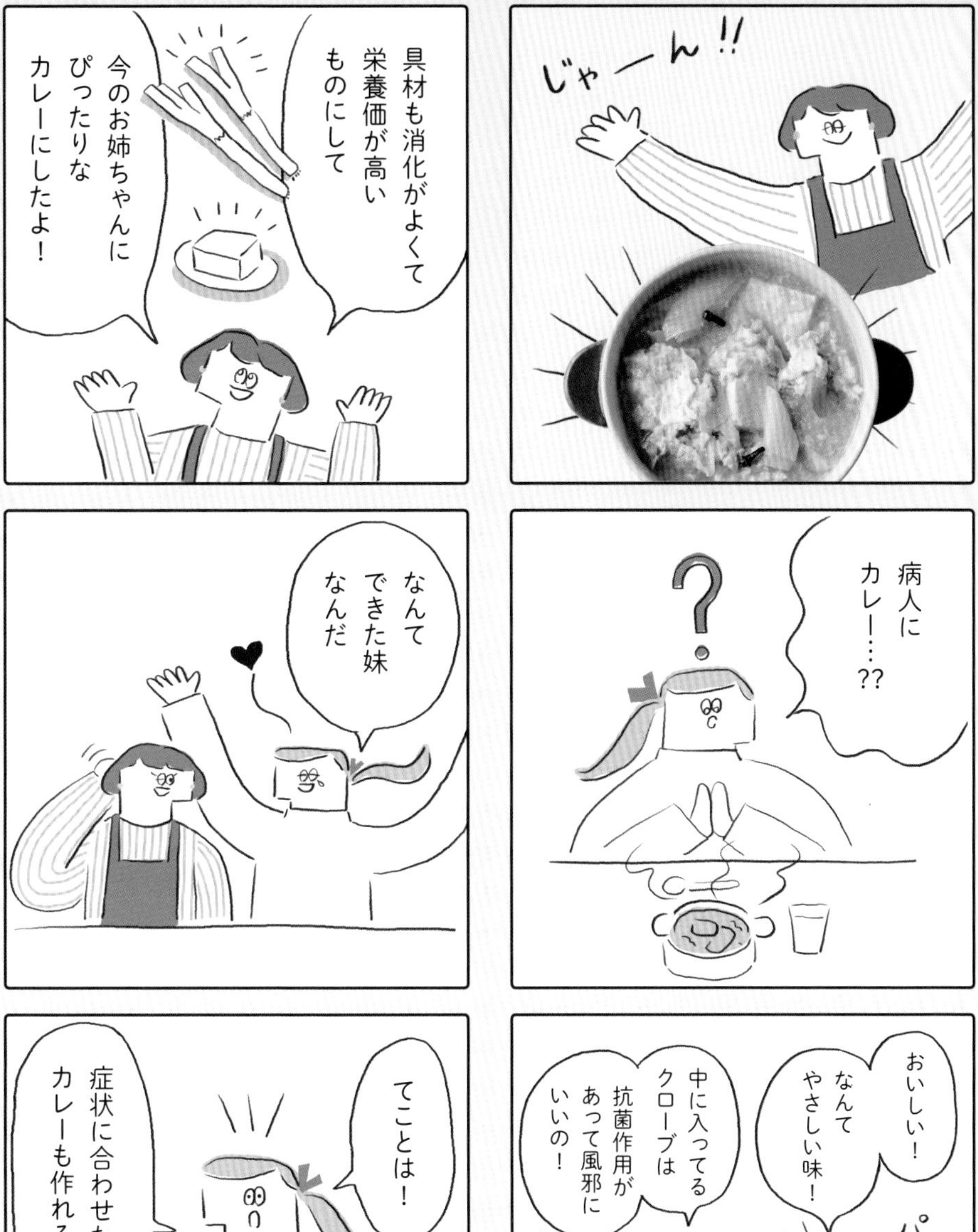

じゃーん!!
具材も消化がよくて栄養価が高いものにして
今のお姉ちゃんにぴったりなカレーにしたよ！
病人にカレー……??
なんてできた妹なんだ
おいしい！なんてやさしい味！
パクッ
中に入ってるクローブは抗菌作用があって風邪にいいの！
Clove
てことは！
症状に合わせたカレーも作れるの??

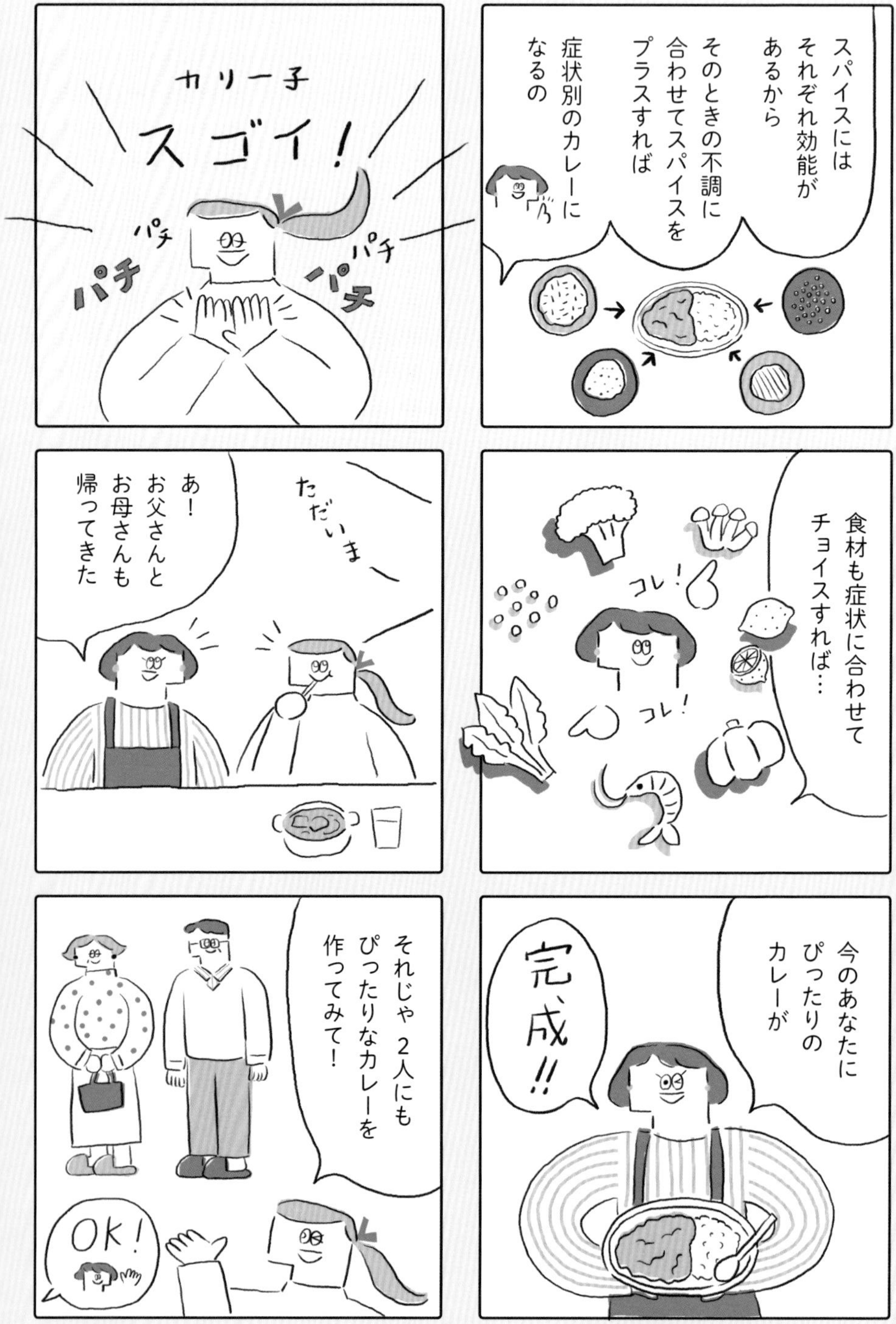
スパイスには それぞれ効能が あるから そのときの不調に 合わせてスパイスを プラスすれば 症状別のカレーに なるの
カリー子 スゴイ!
パチ パチ
パチ パチ
食材も症状に合わせて チョイスすれば…
コレ!
コレ!
ただいま〜
あ! お父さんと お母さんも 帰ってきた
今のあなたに ぴったりの カレーが
完成!!
それじゃ 2人にも ぴったりなカレーを 作ってみて!
OK!

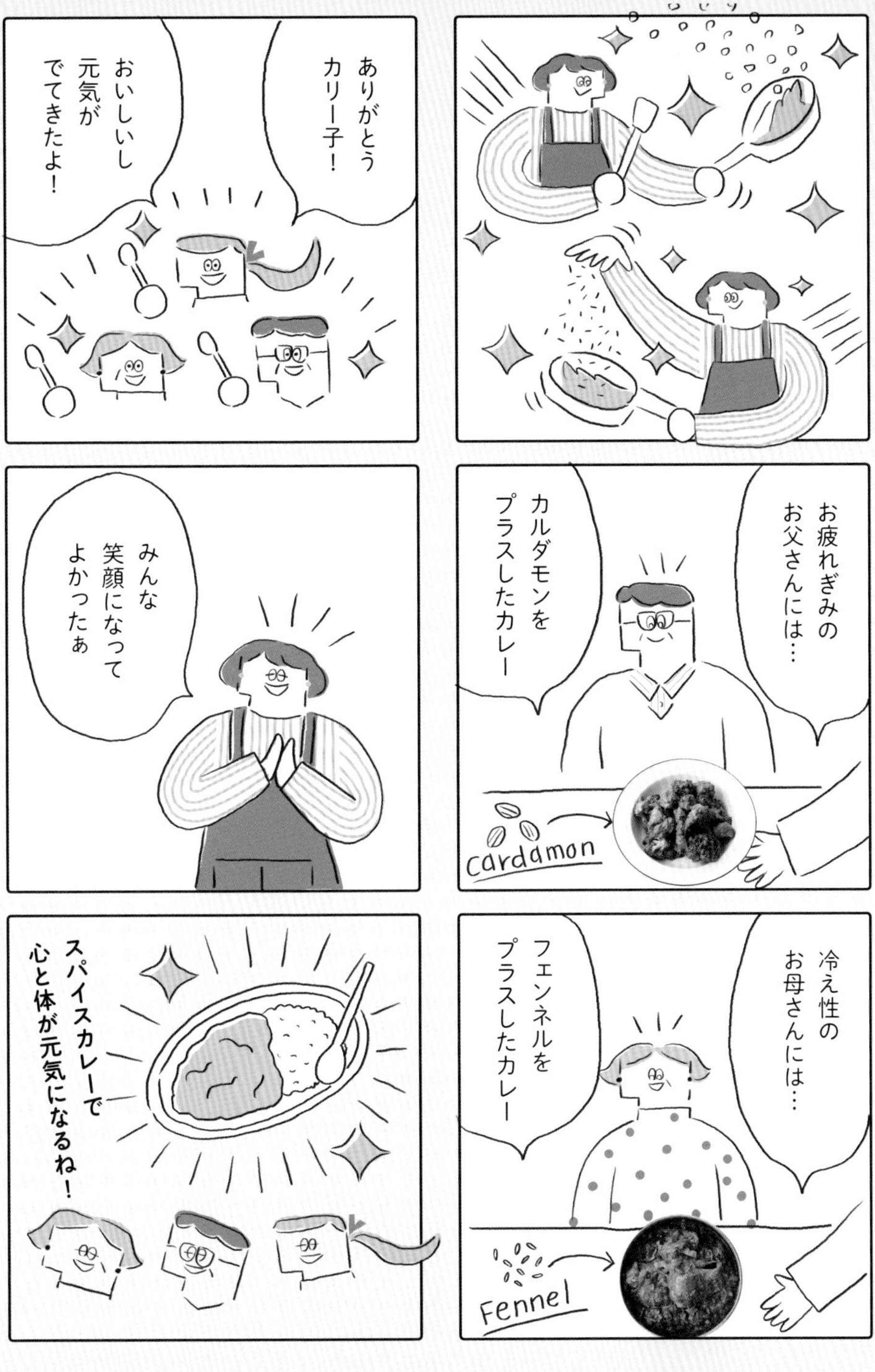
ありがとう
カリー子！
おいしいし
元気が
できたよ！
お疲れぎみの
お父さんには…
カルダモンを
プラスしたカレー
cardamon
みんな
笑顔になって
よかったぁ
冷え性の
お母さんには…
フェンネルを
プラスしたカレー
Fennel
スパイスカレーで
心と体が元気になるね！

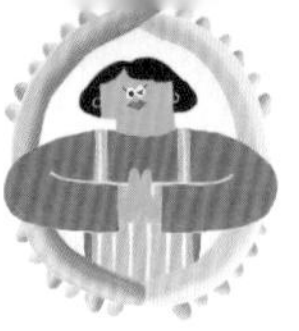

症状別スパイスカレーの作り方

3つの最強スパイス「タクコ」に、症状に合わせたスパイスを1つプラスするだけ！
シンプルなしくみだからすぐに作れ、ず〜っと続けられます。

3つの最強スパイス

コリアンダー　クミン　ターメリック

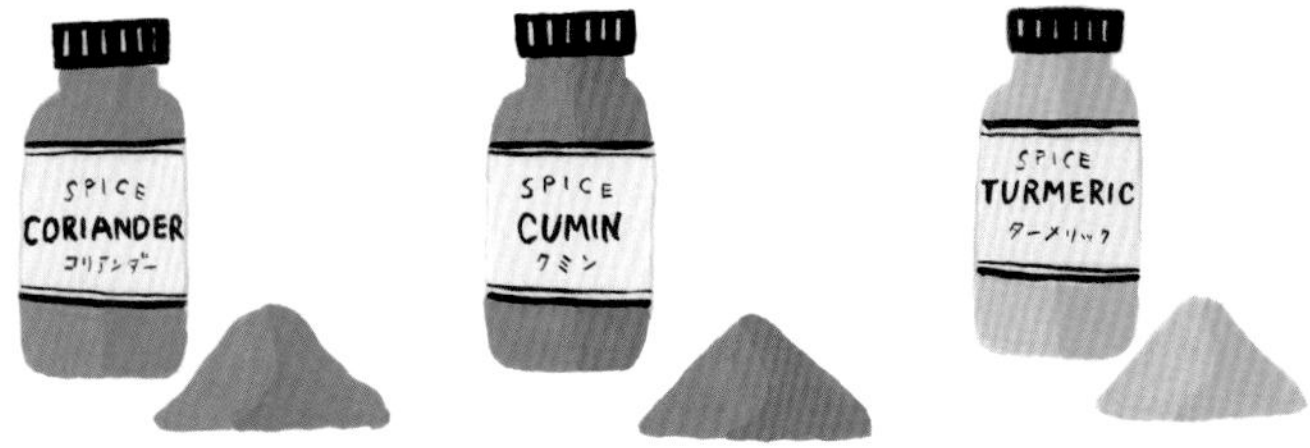

＋

症状に合わせてスパイスを
1つプラスするだけ！

スパイスを加えるタイミング

香りがとびにくいホールスパイス、
とびやすいパウダースパイスで、炒めるタイミングが変わります。
ホールは最初、パウダーは塩と一緒と覚えて！

ホールスパイス

工程の最初に、油と熱して使います。油にスパイスの香りが移ったところで、にんにく、しょうが、玉ねぎを炒める工程（14ページの1）へ。

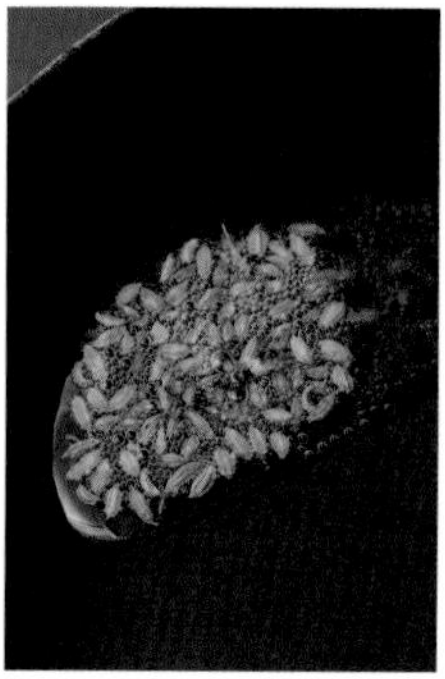

パウダースパイス

「タクコ」や塩と一緒に入れて炒めます（15ページの3）。

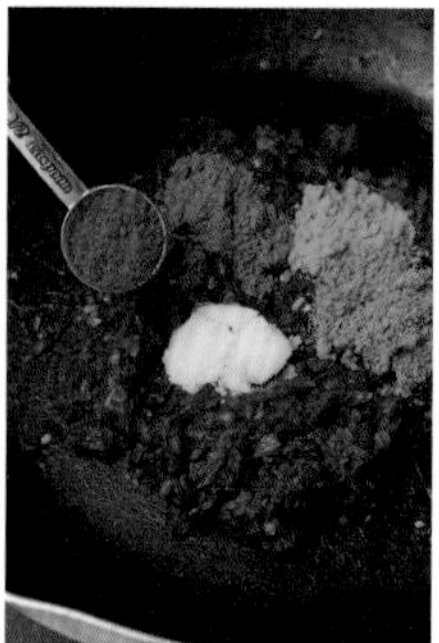

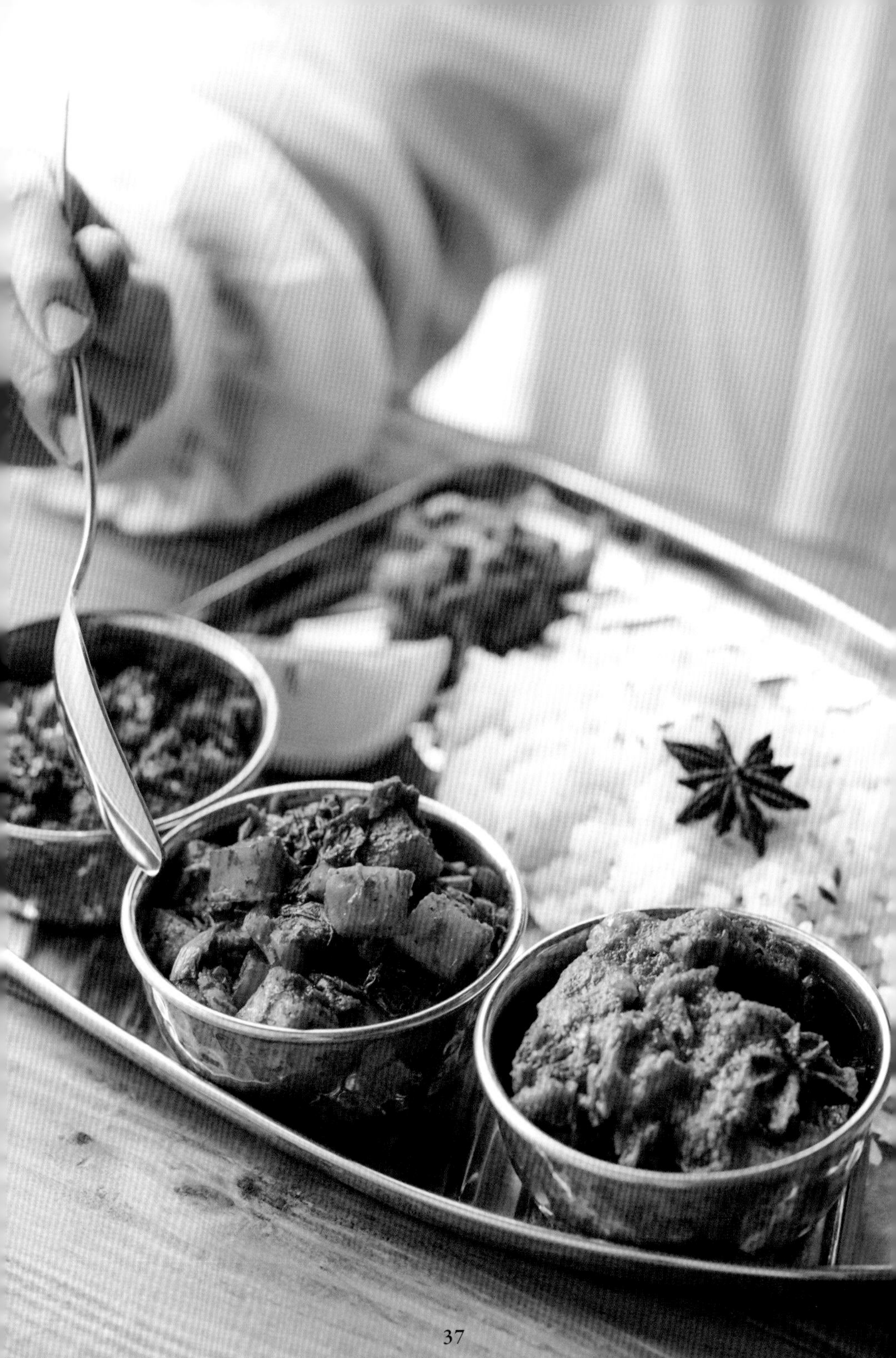

スパイスの種類

スパイスは、ホールスパイスとパウダースパイスに分けられます。ごまで例えると、いりごまとすりごまのように使い方や風味が異なります。

各レシピに、あったら一緒に使いたいスパイスを紹介しています。複数紹介している場合は、どれか1つでも、すべて加えてもおいしく作れます。

ホールスパイス

植物の葉や種子、果実、根、花などの部位をほぼ原形のままの状態で乾燥させたもの。香りが持続しやすく、最初に油で熱することで、深い香りを引き出せます。

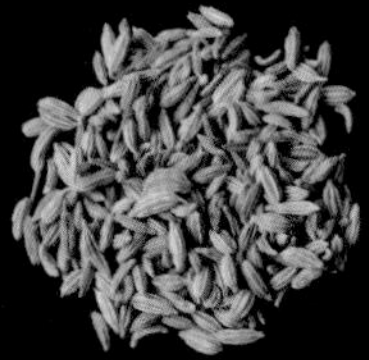
フェンネル（p.60）

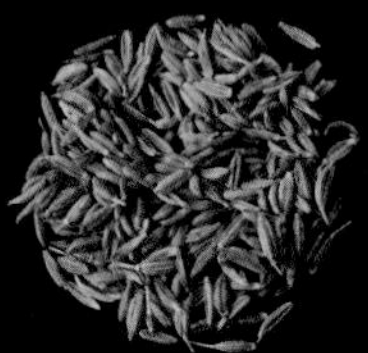
クミン（p.80）

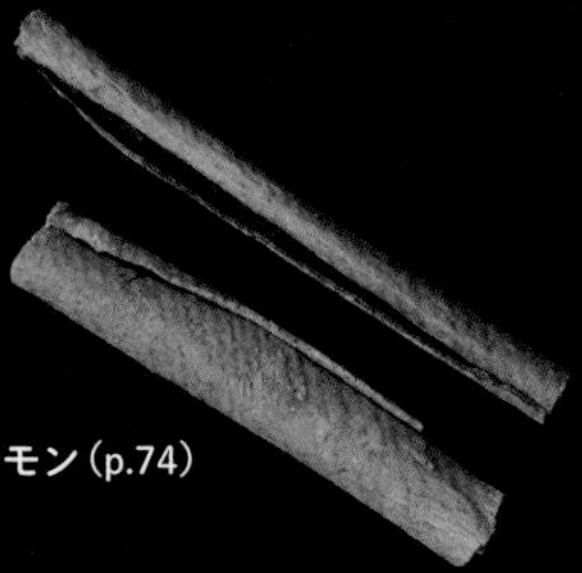
シナモン（p.74）

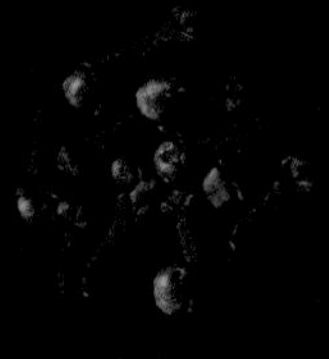
クローブ（p.86）

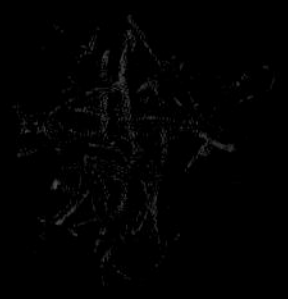
サフラン（p.94）

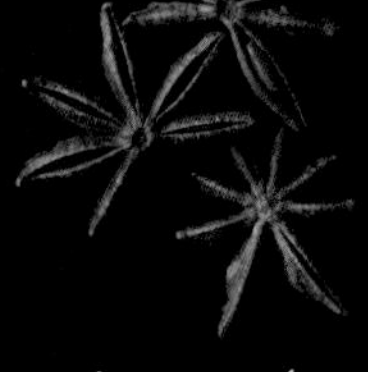
スターアニス（p.100）

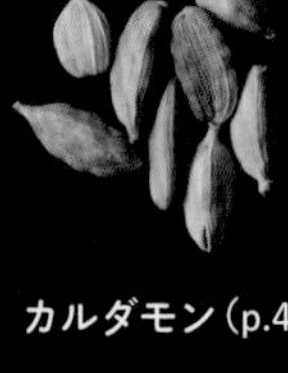
カルダモン（p.40）

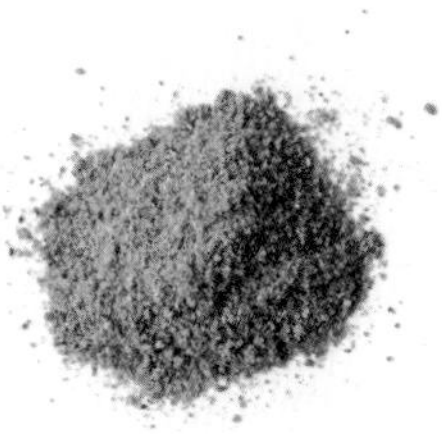

ナツメグ（p.52）

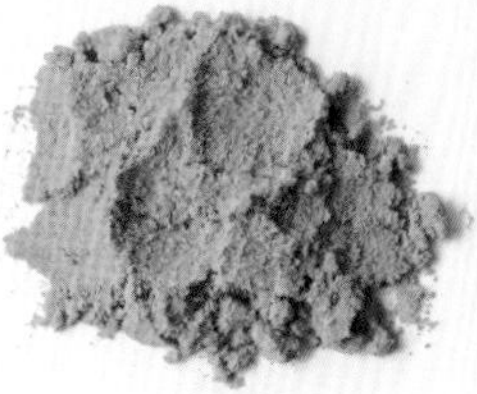

ターメリック（p.12）

辛いのはこの2つ

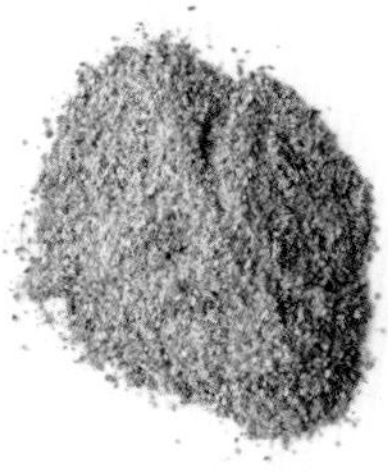

ブラックペッパー（p.46）

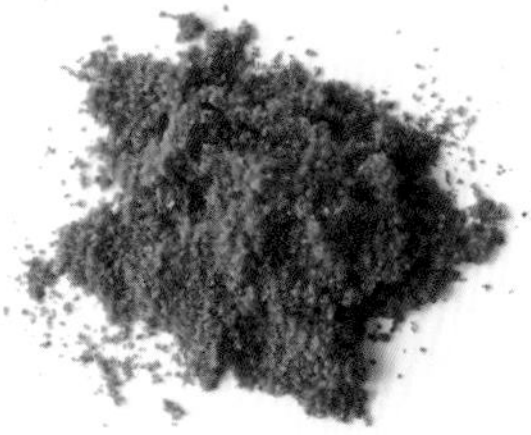

チリペッパー（p.66）

クミン（p.13）

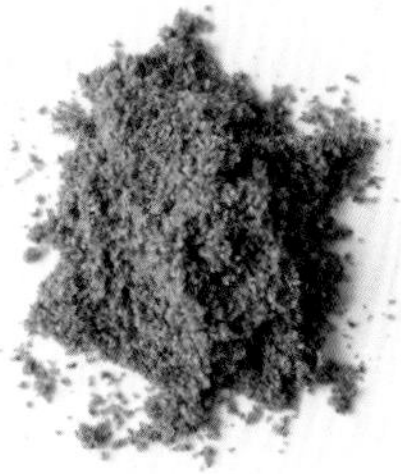

コリアンダー（p.13）

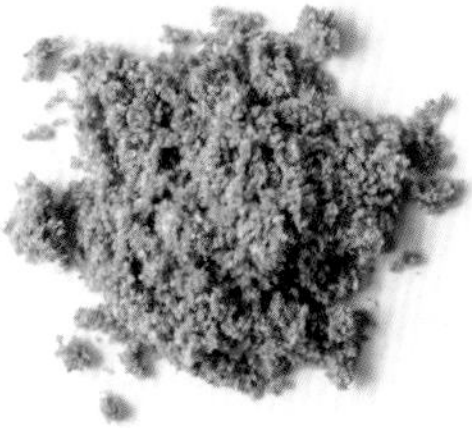

パウダースパイス

パウダースパイスはホールスパイスを粉砕したもの。香りがとびやすいため、調理の後半に入れます。カレーにとろみをつける効果もありますが、入れすぎると食感が悪くなるので注意が必要です。

スパイスの購入先

スパイスは、スーパーや百貨店、ネットなどで購入できます。「印度カリー子のスパイスショップ」でも販売しています。

疲れ&ストレス

体がだるい。なんとなくモヤモヤして気持ちが晴れない……。
そんな人のためのスパイスカレーです。
これを食べて、気分爽快に!!

+1 効能スパイス

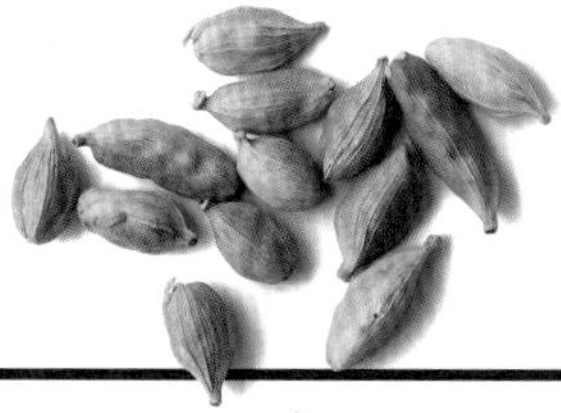

Cardamom

カルダモン

特徴 清涼感のある高貴な香り
別名 ショウズク
科名 ショウガ科
部位 種子

「スパイスの女王」と呼ばれ、古くからインドやスリランカで利用されてきたスパイス。その香りは、レモンやハーブのようにさわやか。香気成分は「α-テルピネオール」や「リモネン」などで、心身のリラックス効果があり、集中力を高めるといわれます。その刺激的で爽快な香りを抽出した精油も売られており、リラックスアロマとしても人気。インドではチャイにも使われます。疲れたときやストレスから解放されたいときには数粒カレーに加えるとカルダモンが助けてくれるかも。

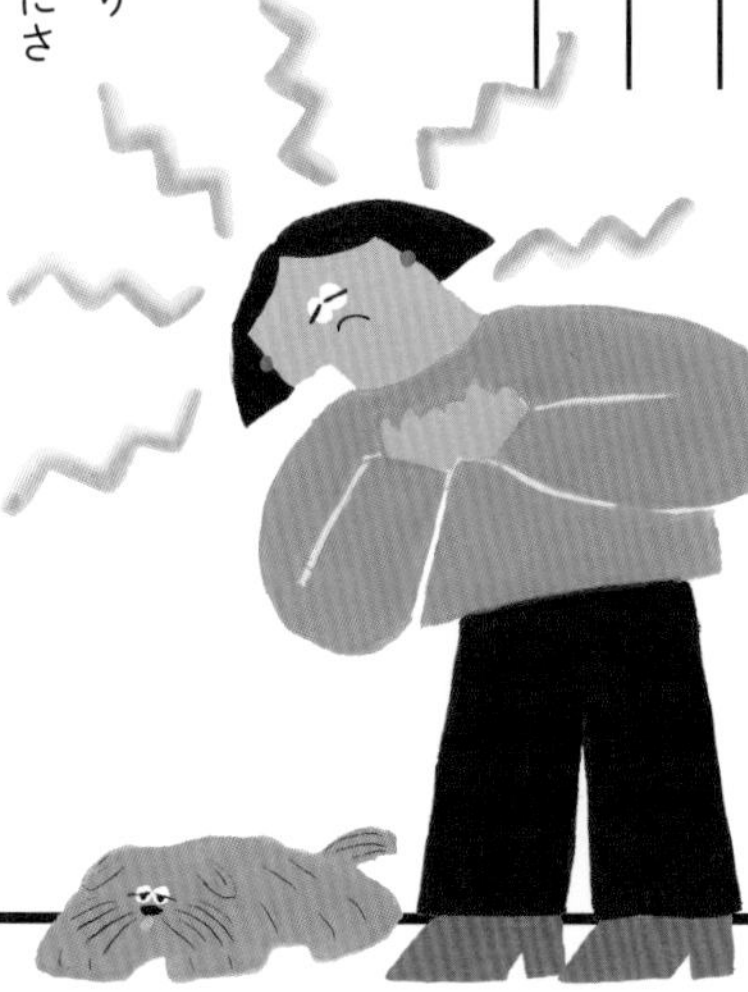

カルダモンの火入れポイント

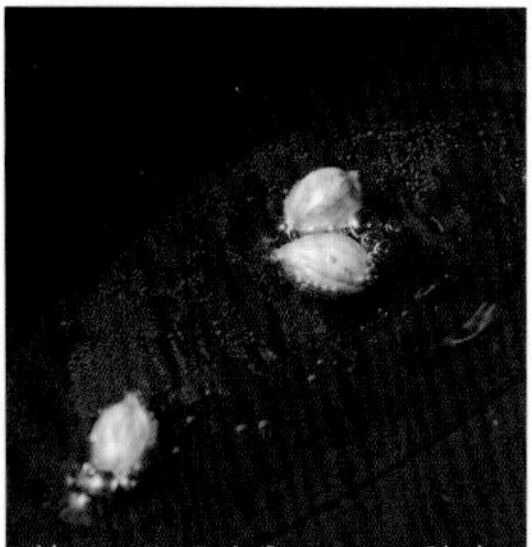

油につかるようにして、強火にかけ、1分ほど加熱。緑色がなくなってぷっくりと膨れてきたらOK。

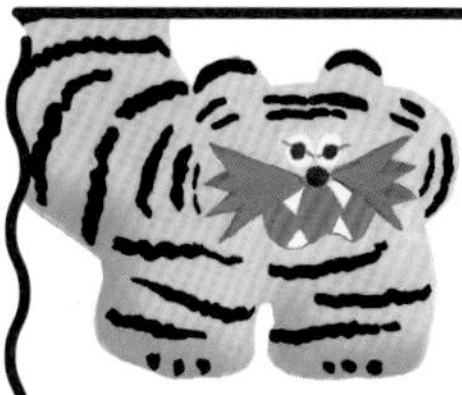

疲れ&ストレスに おすすめの食材

豚肉

疲労物質である乳酸の代謝をスムーズにするビタミンB_1が豊富。ビタミンB_1は、にんにくなどに含まれるアリシンと一緒にとると吸収率がアップ。

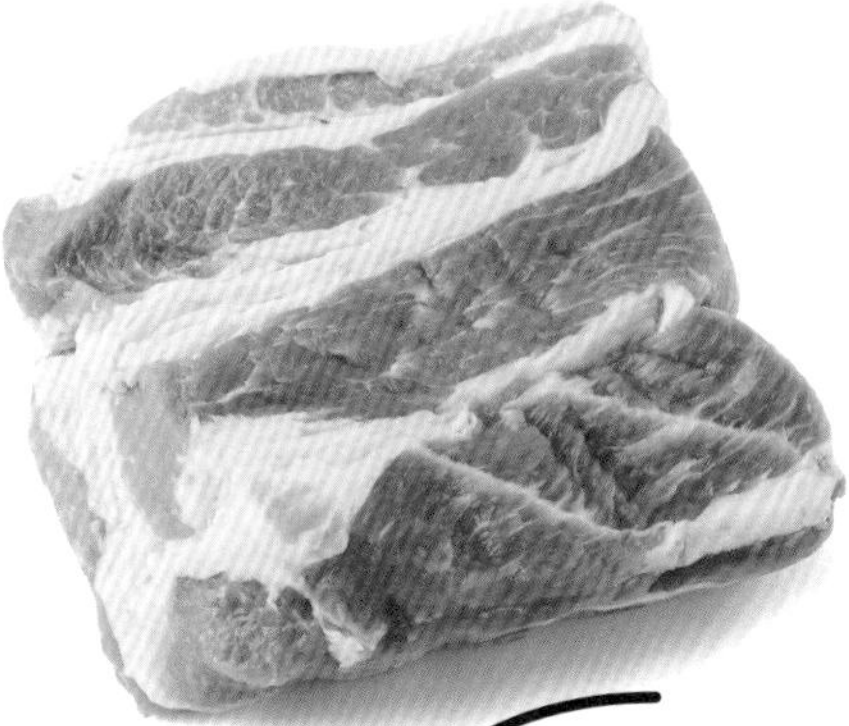

ブロッコリー

ビタミンCの含有量は100g中120㎎と豊富で、1日の必要量がまかなえるほど！ 体内でビタミンAに変わるβ-カロテンも多く、ビタミンCとの相乗効果で免疫力を高める。

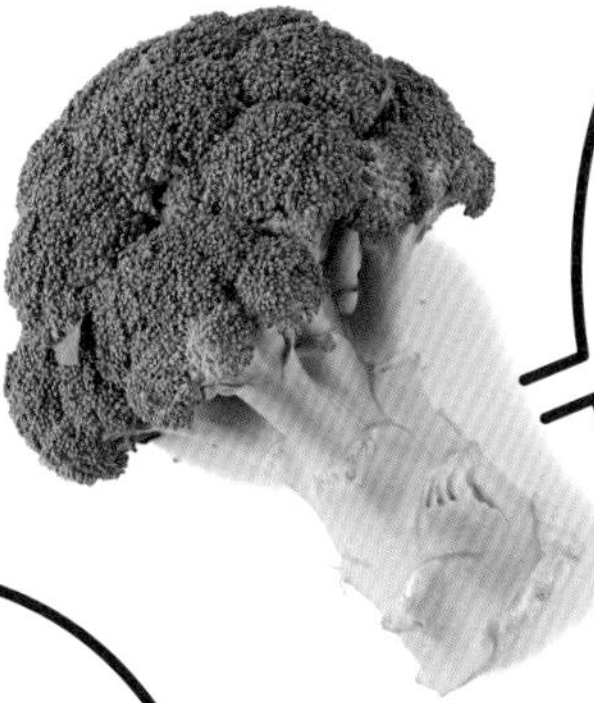

レモン

ストレスを弱める作用がある、ビタミンCの宝庫。酸味のもとであるクエン酸には、疲労物質の乳酸を分解する作用がある。ビタミンCは熱に弱いので、加熱はさっと！

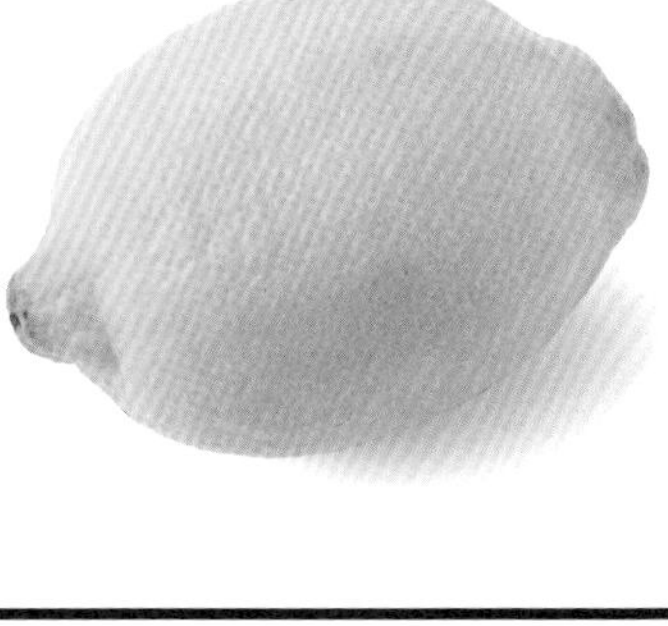

うまみたっぷりの豚肉と
ブロッコリーのホクホク感のおいしいコラボ

豚ブロッコリーカレー

材料 2人分

具材	豚肩ロースかたまり肉（一口大に切る）	250g
	ブロッコリー	小房6〜8個
効能スパイス	カルダモン（ホール）	3個
グレイビー	にんにく、しょうが（各みじん切り）	各1かけ
	玉ねぎ（みじん切り）	1個
	トマト（ざく切り）	1個
	ターメリック（パウダー）	小さじ1/2
	クミン（パウダー）	小さじ2
	コリアンダー（パウダー）	小さじ1
	塩	小さじ1
水分	ヨーグルト（無糖）	60g
	油	大さじ1

作り方

1 フライパンに油とカルダモンを入れて強火にかけ、色が変わって膨れるまで1分ほど熱する（p.40）。

2 にんにく、しょうが、玉ねぎを加え、こげ茶色になるまで10分ほど炒める（p.18〜19）。

3 トマトを加え、水分がなくなりペースト状になるまで中火で2分ほど炒める（p.20）。

4 ターメリック、クミン、コリアンダー、塩を加え、弱火で1分ほど炒める。

5 豚肉、ブロッコリーを加え、中火で5分ほど炒め合わせる。弱火にし、ヨーグルトをよく混ぜて加え、ひと煮立ちしたらすぐに火を止める。味をみて、物足りなければ塩少々（分量外）でととのえる。

おいしさのツボ

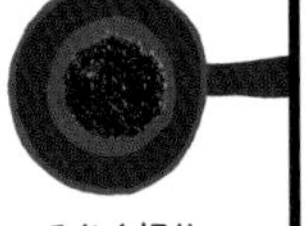

みじん切り
＆
深く炒める

1個

Memo

ヨーグルトはよく混ぜてから加えないとダマになるので注意。加熱のしすぎもダマの原因に。

あったら、このスパイスも使おう！

* クローブ（ホール、3個）**1**で加える
* チリペッパー（パウダー、小さじ¼）**4**で加える
* ブラックペッパー（パウダー、小さじ¼）**4**で加える

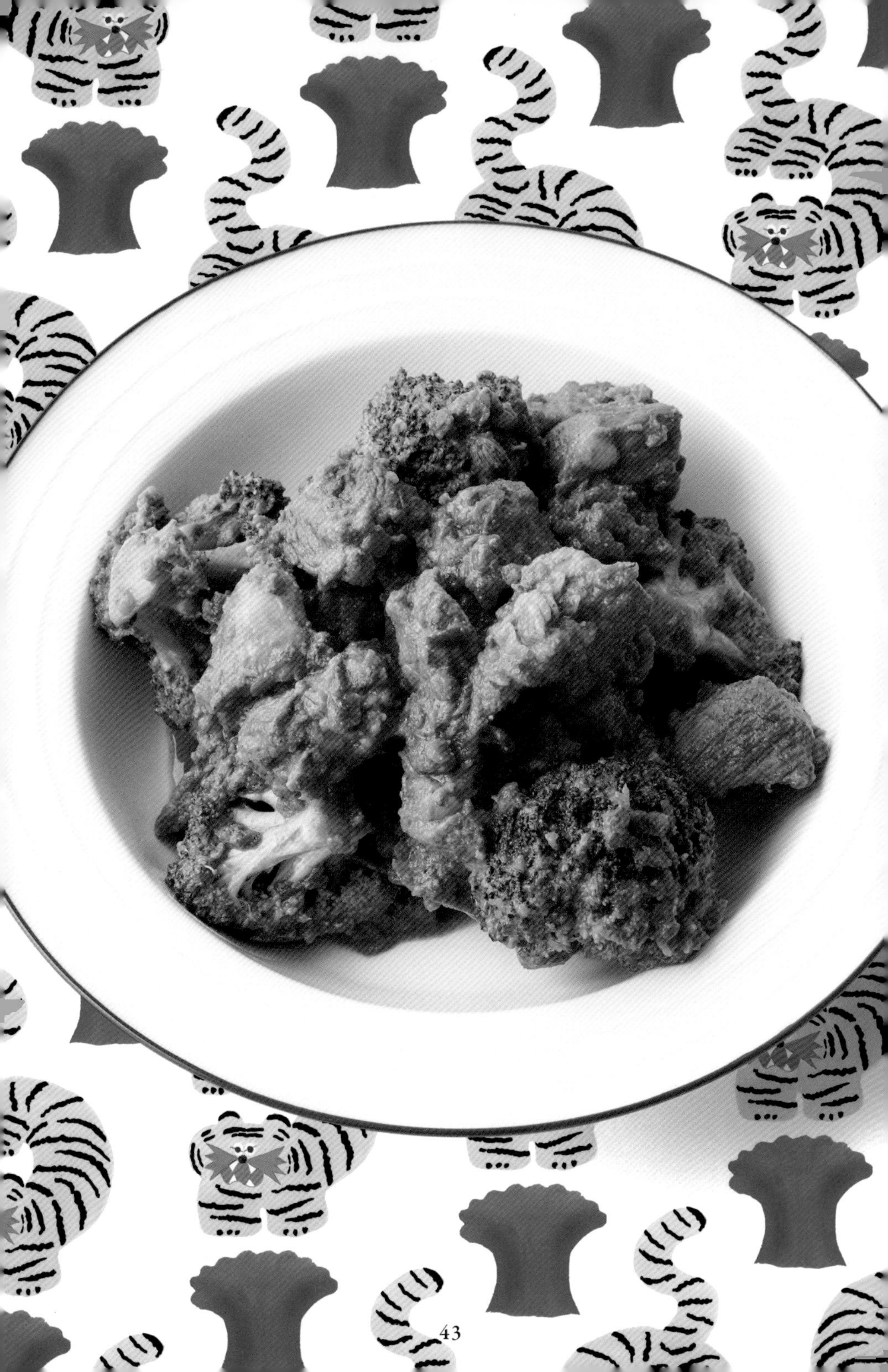

カルダモンのさわやかな香りと
レモンがベストマッチ

レモンチキンカレー

材料 2人分

具材	鶏もも肉（一口大に切る）	300g
効能スパイス	カルダモン（ホール）	2個
グレイビー	にんにく、しょうが（各みじん切り）	各1かけ
	玉ねぎ（みじん切り）	1個
	トマト（ざく切り）	1個
	ターメリック（パウダー）	小さじ1/2
	クミン（パウダー）	小さじ1
	コリアンダー（パウダー）	小さじ2
	塩	小さじ1
水分	水	100mℓ
	レモン汁	大さじ1
	油	大さじ1

作り方

1 フライパンに油とカルダモンを入れて強火にかけ、色が変わって膨れるまで1分ほど熱する（p.40）。

2 にんにく、しょうが、玉ねぎを加え、こげ茶色になるまで10分ほど炒める（p.18～19）。

3 トマトを加え、水分がなくなりペースト状になるまで中火で2分ほど炒める（p.20）。

4 ターメリック、クミン、コリアンダー、塩を加え、弱火で1分ほど炒める。

5 鶏肉を加えて中火で2分ほど炒め合わせる。水を加え、煮立ったらふたをして弱火で6分ほど煮る。味をみて、物足りなければ塩少々（分量外）でととのえる。仕上げにレモン汁をかける。

おいしさのツボ

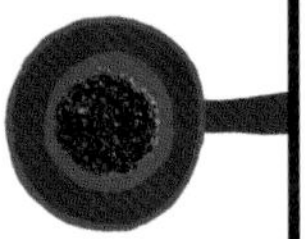

みじん切り
＆
深く炒める

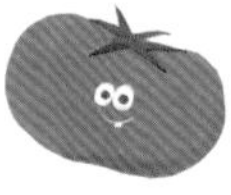

1個

Memo

写真のごはんはターメリックライス（p.92）。あれば、パクチーをちらし、レモンの輪切りを添えて搾って食べても。

あったら、このスパイスも使おう！

* スターアニス（ホール、1個）1で加える
* クローブ（ホール、2個）1で加える
* チリペッパー（パウダー、小さじ½）4で加える

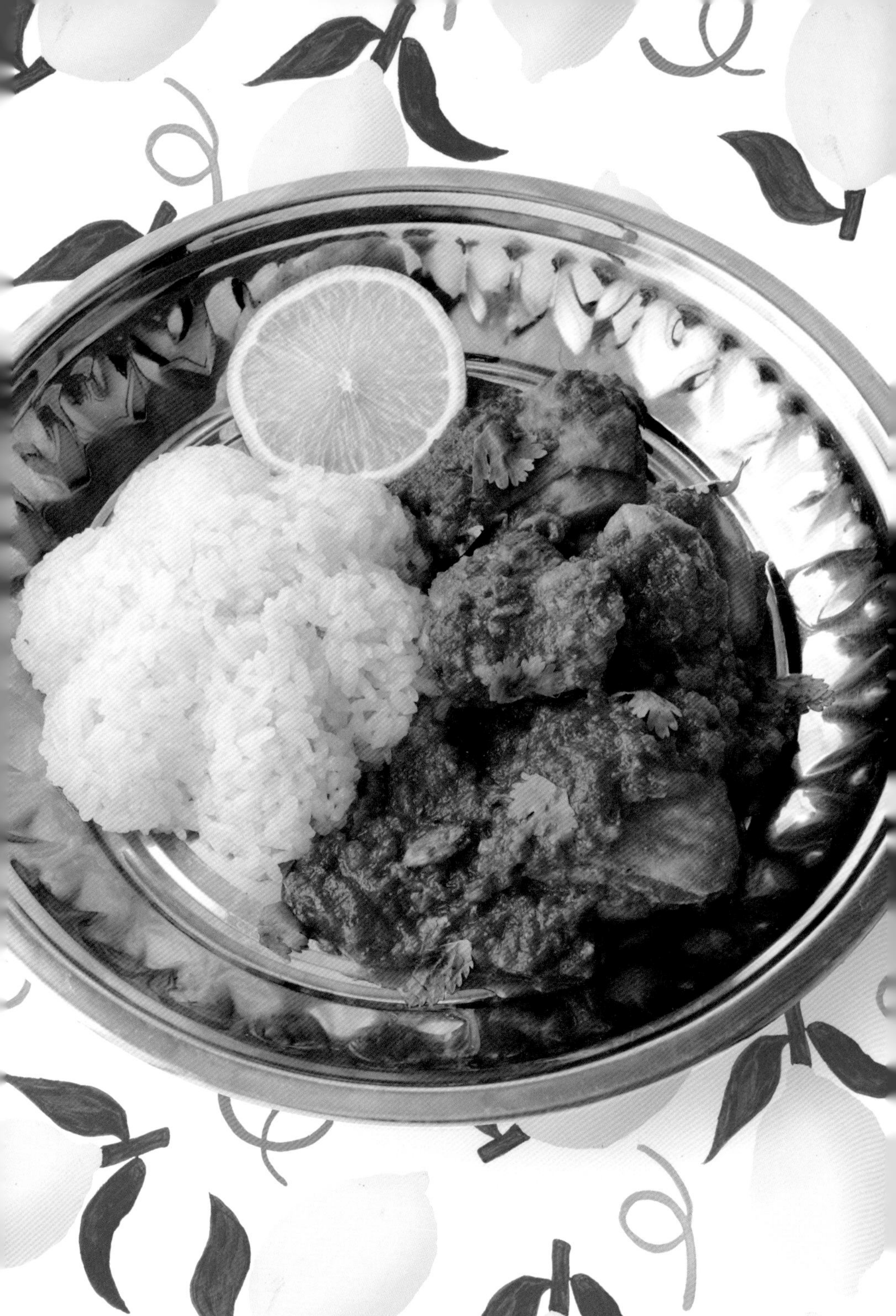

便秘

女性に多い悩みといえば、便秘。
便秘だと気分がブルーになるだけでなく、肌荒れの原因にも。
スパイスカレーで体も気分もすっきりしましょう。

+1 効能スパイス

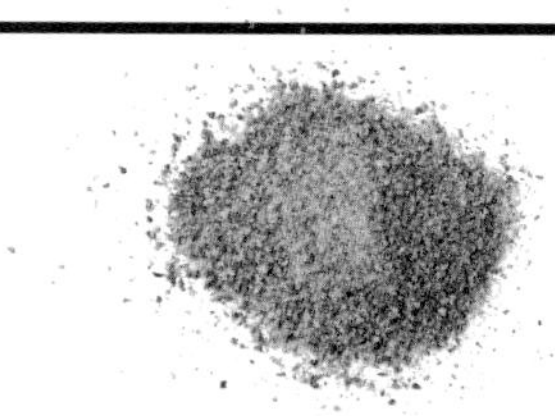

Black pepper

ブラックペッパー

- 特徴 さわやかで野性的な香りと刺激的な辛み
- 別名 コショウ
- 科名 コショウ科
- 部位 果実

香りづけのスパイスが多い中、数少ない辛みをつけるスパイスの1つ。世界中で使われ、中世まではかなりの貴重品だったとか。辛み成分は「ピペリン」。その刺激によって腸の蠕動《ぜんどう》運動を活発化させ、便通をよくするといわれます。ただ、加えすぎると胃痛やお腹がゆるくなる原因にもなるので、ご注意を。ココナッツミルクや生クリームを使ったカレーにもよく合い、香りを立てたい場合は、仕上げにふるのもおすすめです。ホールよりも、より細かい粉末のほうがピリリとした風味を強く感じることができます。

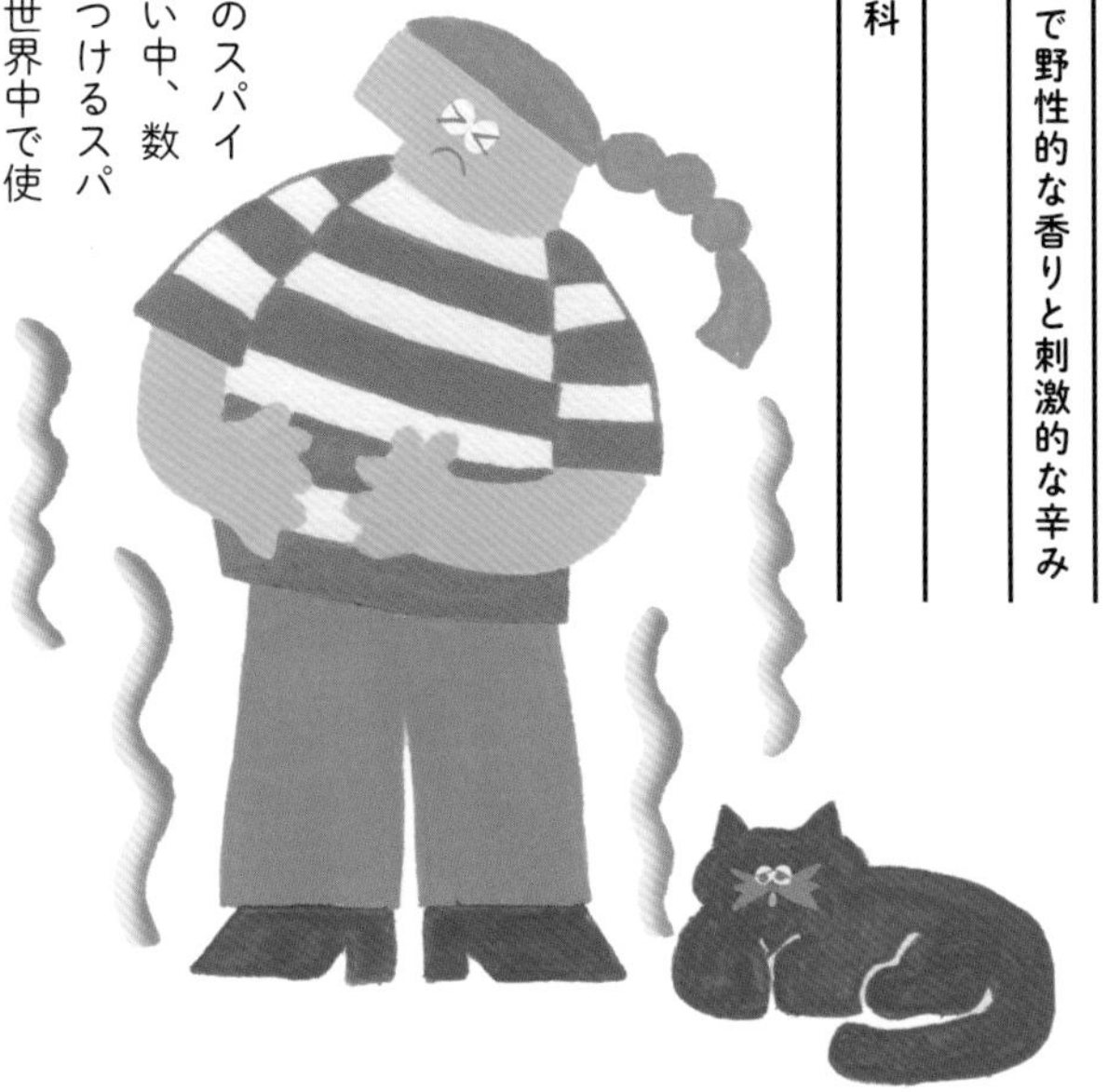

便秘に おすすめの食材

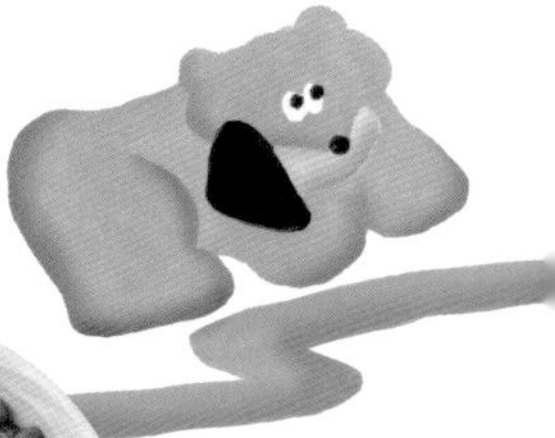

納豆

納豆菌は腸内の善玉菌を助け、腸内環境を整える働きがあるとされる。ネバネバ成分は腸粘膜を正常に保ち、豊富な食物繊維とともに便秘解消へ。

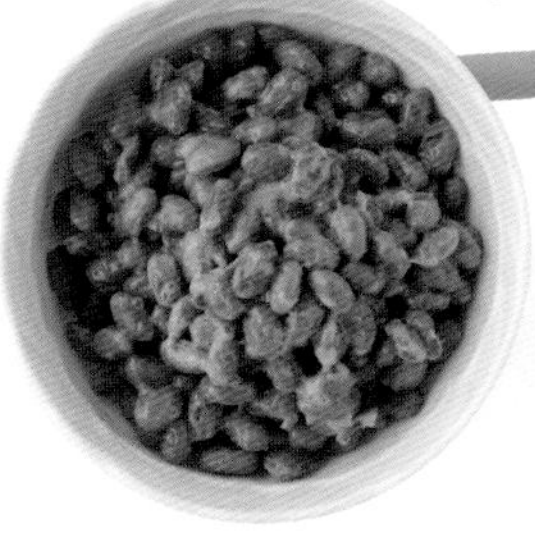

きのこ

豊富な不溶性食物繊維は、便のもととなって、排便をスムーズにする働きがあり、腸内環境を整える。しかも、きのこは低カロリー！　ダイエット中も安心して食べられる。

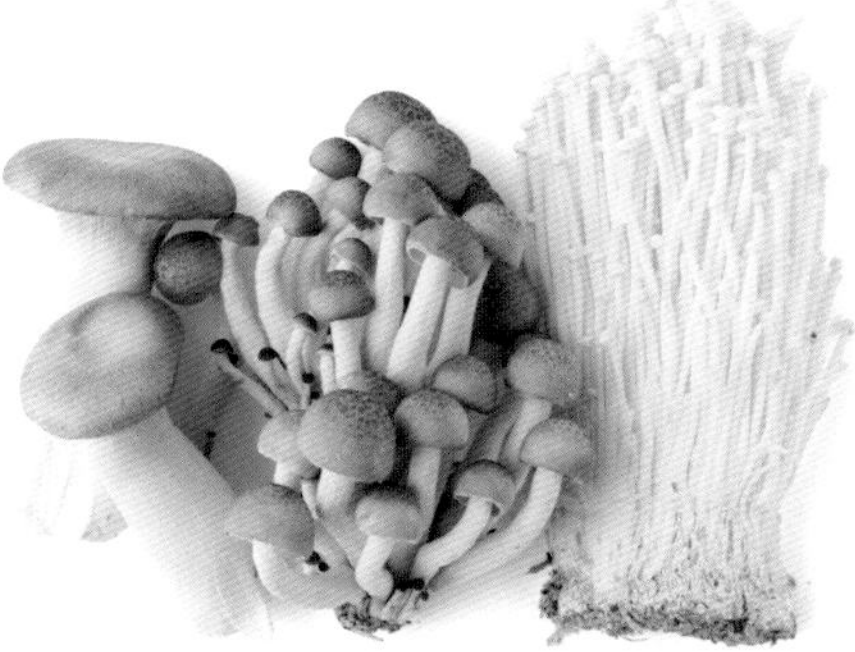

玄米

白米の3倍の食物繊維を含む。便の量を増やし、お腹の調子を整える。カレーに合わせるごはんを玄米にするのがおすすめ。ちなみに、ビタミンB_1は白米の5倍以上。

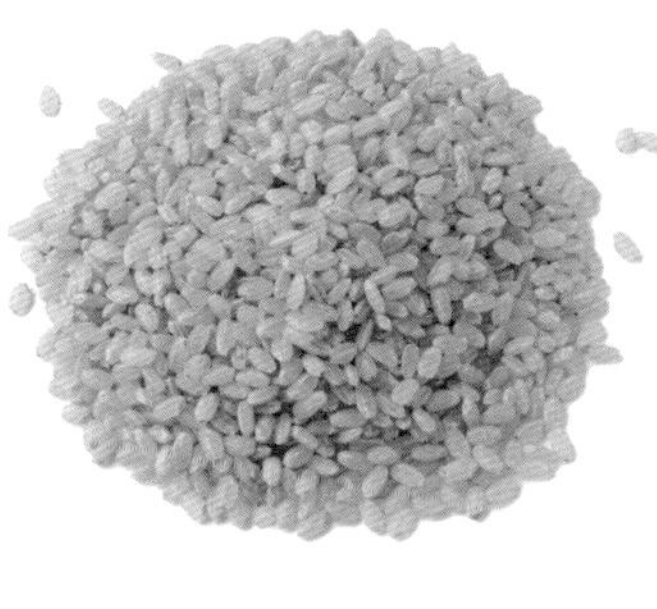

納豆オクラカレー

これぞ便秘解消最強カレー

納豆の風味とブラックペッパーの辛みがマッチ。

材料 2人分

具材	小粒納豆	2パック(90g)
	オクラ(小口切り)	8本
効能スパイス	ブラックペッパー(パウダー)	小さじ1/2
グレイビー	にんにく、しょうが(各みじん切り)	各1かけ
	玉ねぎ(みじん切り)	1個
	トマト(ざく切り)	1/4個
	ターメリック(パウダー)	小さじ1/2
	クミン(パウダー)	小さじ1
	コリアンダー(パウダー)	小さじ1
	塩	小さじ1/4
水分	牛乳	大さじ1
	油	大さじ1

作り方

1 フライパンに油を熱し、にんにく、しょうが、玉ねぎを入れ、薄茶色になるまで強火で6分ほど炒める(p.18〜19)。

2 トマトを加え、水分がなくなりペースト状になるまで中火で2分ほど炒める(p.20)。

3 ブラックペッパー、ターメリック、クミン、コリアンダー、塩を加え、弱火で1分ほど炒める。

4 オクラを加え、中火で2分ほど炒める。

5 弱火にして納豆、牛乳、納豆に付属のたれ、からしを加え、混ぜ合わせて火を止める。味をみて、物足りなければ塩少々(分量外)でととのえる。

おいしさのツボ

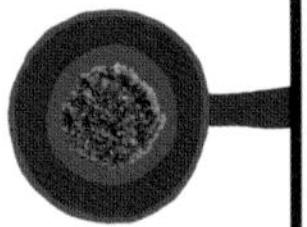

みじん切り
&
浅く炒める

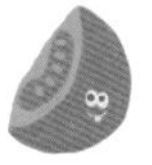

1/4個

Memo

納豆の付属のたれが残らないよう、カレーにプラス。ついていない場合は、塩小さじ1/2〜1を加えて。写真は食物繊維豊富な玄米ごはん。

あったら、このスパイスも使おう！

* チリペッパー(パウダー、小さじ½)3で加える

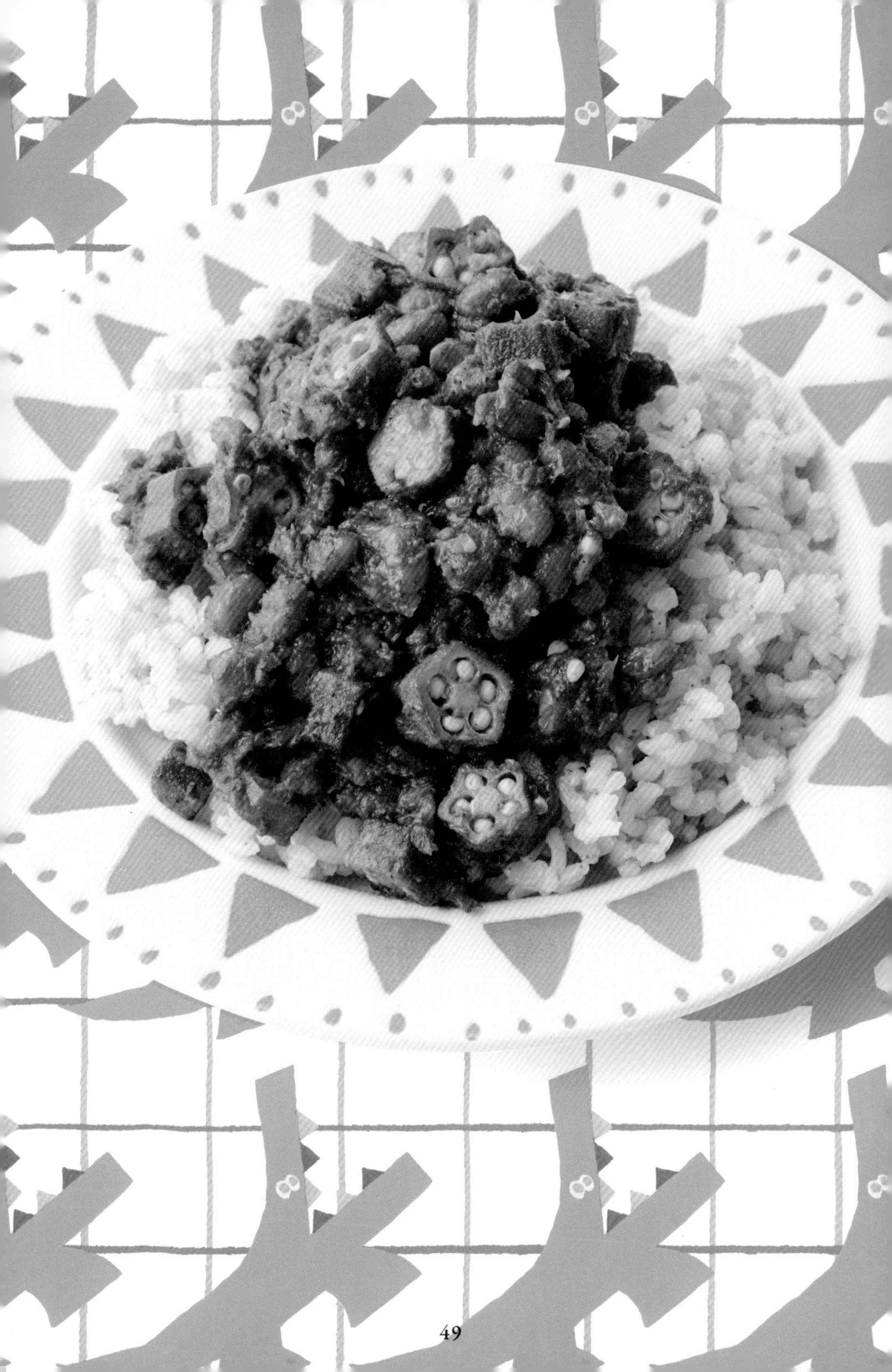

きのこをたっぷり！

ヘルシーだけど、スパイスのおかげで満足感◎

きのこもりもりカレー

材料 2人分

具材
- えのきたけ（根元を落とし、食べやすく切る）…………1袋（100g）
- しめじ（石づきを落とし、ほぐす）…………1パック（100g）
- エリンギ（食べやすく切る）…………1本（50g）

効能スパイス
- ブラックペッパー（パウダー）…………小さじ1/2

グレイビー
- にんにく（みじん切り）…………2かけ
- しょうが（みじん切り）…………1かけ
- 玉ねぎ（薄切り）…………1個
- トマト（ざく切り）…………1/4個
- ターメリック（パウダー）…………小さじ1/4
- クミン（パウダー）…………小さじ1/2
- コリアンダー（パウダー）…………小さじ1
- 塩…………小さじ1

油…………大さじ1

作り方

1 フライパンに油を熱し、にんにく、しょうが、玉ねぎを入れ、薄茶色になるまで強火で3分ほど炒める（p.18～19）。

2 トマトを加え、水分がなくなりペースト状になるまで中火で2分ほど炒める（p.20）。

3 ブラックペッパー、ターメリック、クミン、コリアンダー、塩を加え、弱火で1分ほど炒める。

4 きのこ類を加え、中火で2分ほど炒める。味をみて、物足りなければ塩少々（分量外）でととのえる。

おいしさのツボ

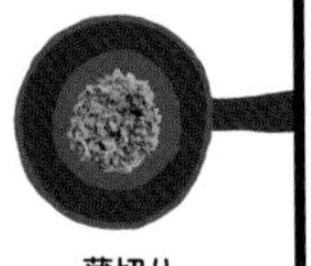

薄切り
&
浅く炒める

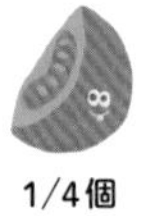

1/4個

Memo

きのこは1種類でもOK。写真は玄米ごはん。食物繊維がさらにプラスされておすすめ。あれば、パクチーを添えても。

あったら、このスパイスも使おう！

* チリペッパー（パウダー、小さじ½）3で加える

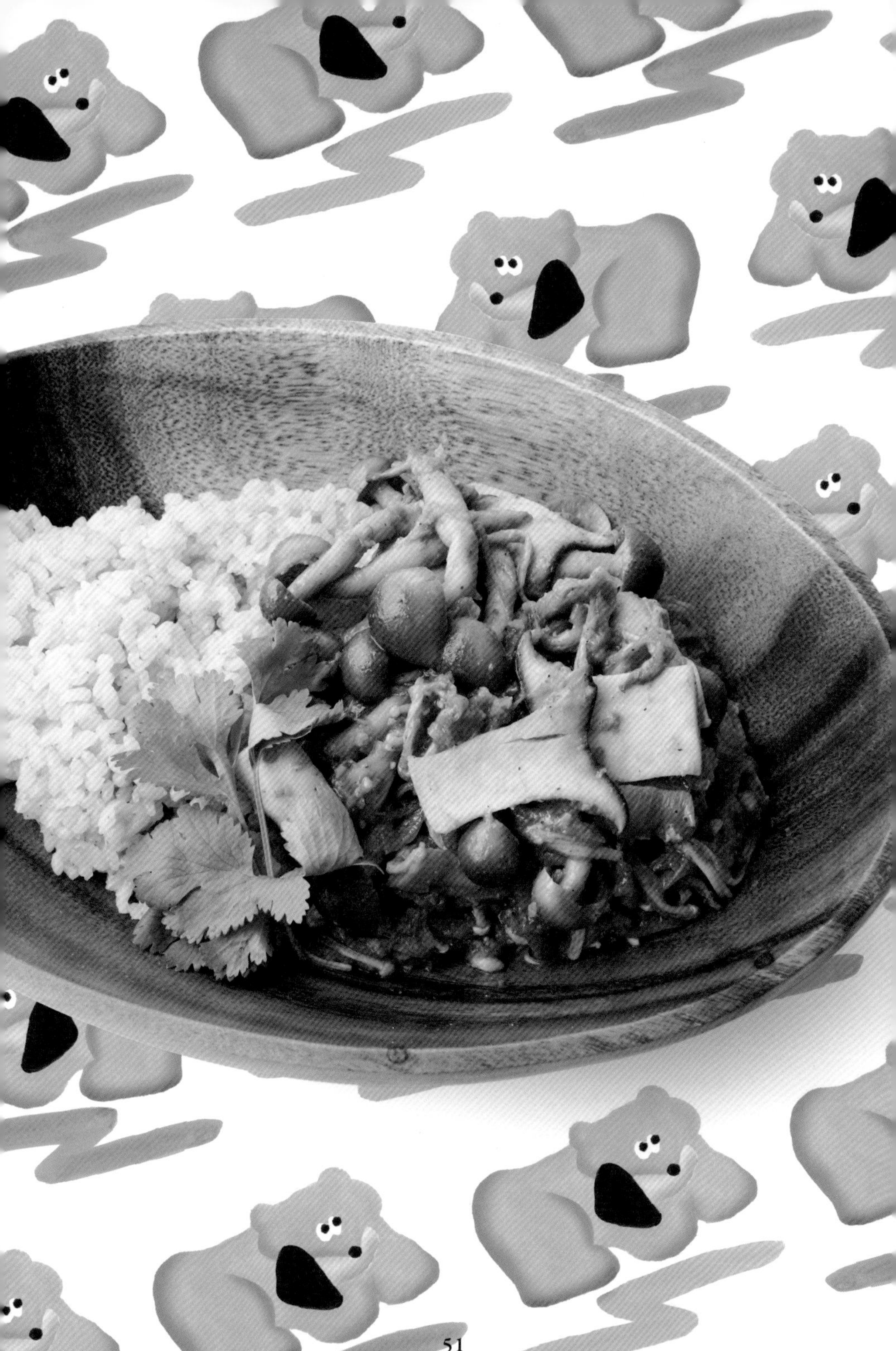

肌荒れ

肌の調子がよくないと、それだけで1日のテンションがダウン。
外出するのも億劫《おっくう》になります。気持ちも上がるつるつるお肌を目指すなら、
体の外より中からのメンテが効果的。

＋1効能スパイス

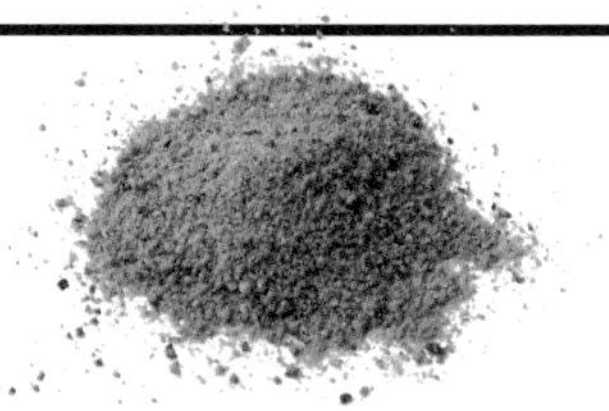

Nutmeg

ナツメグ

特徴	ほんのり甘い香り
別名	ニクズク
科名	ニクズク科
部位	果実の種子核中の仁

ナツメグの抽出物には女性ホルモンであるエストロゲン様物質が含まれ、女性らしい美肌や体づくりに欠かせません（エストロゲン様物質といえば、大豆イソフラボンが有名ですね！）。精油の香りにはリラックス効果もあるといわれ、古くからアロマテラピーに使われていたとか。

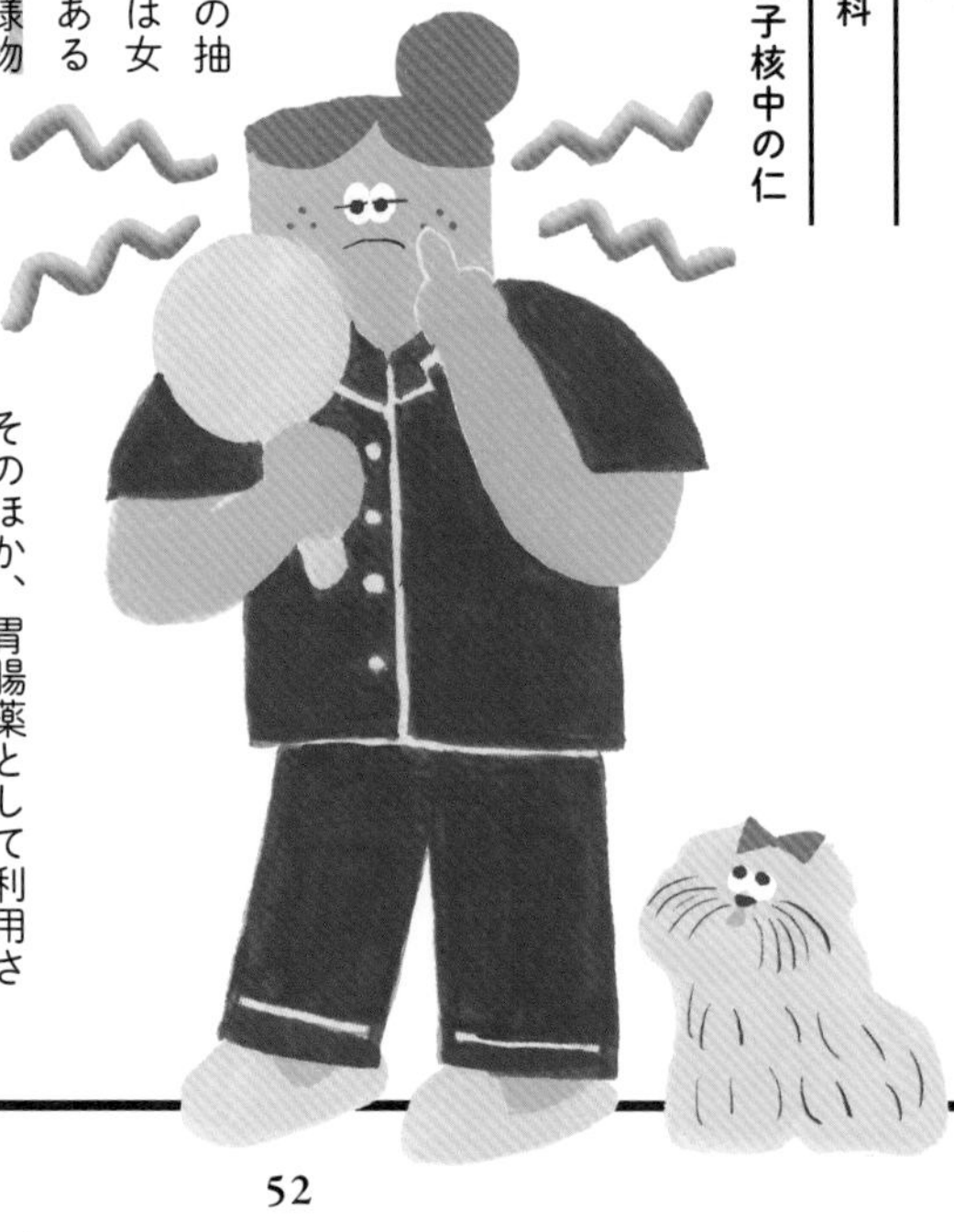

そのほか、胃腸薬として利用されていた「ピネン」という成分も含み、そちらの効果も期待できます。ただナツメグは大量摂取で幻覚症状や意識障害が出るとの報告もあるので、1日3g以上は摂取しないように気をつけましょう。

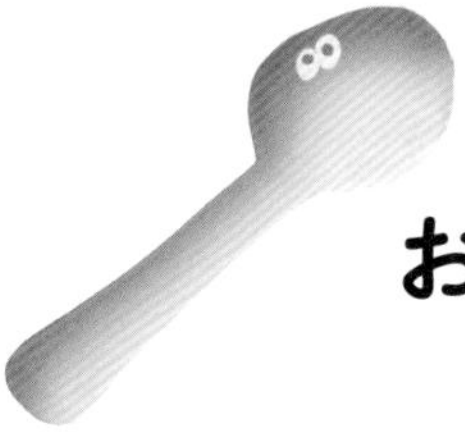

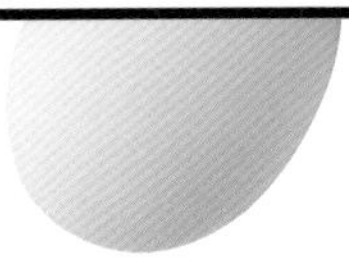

肌荒れに おすすめの食材

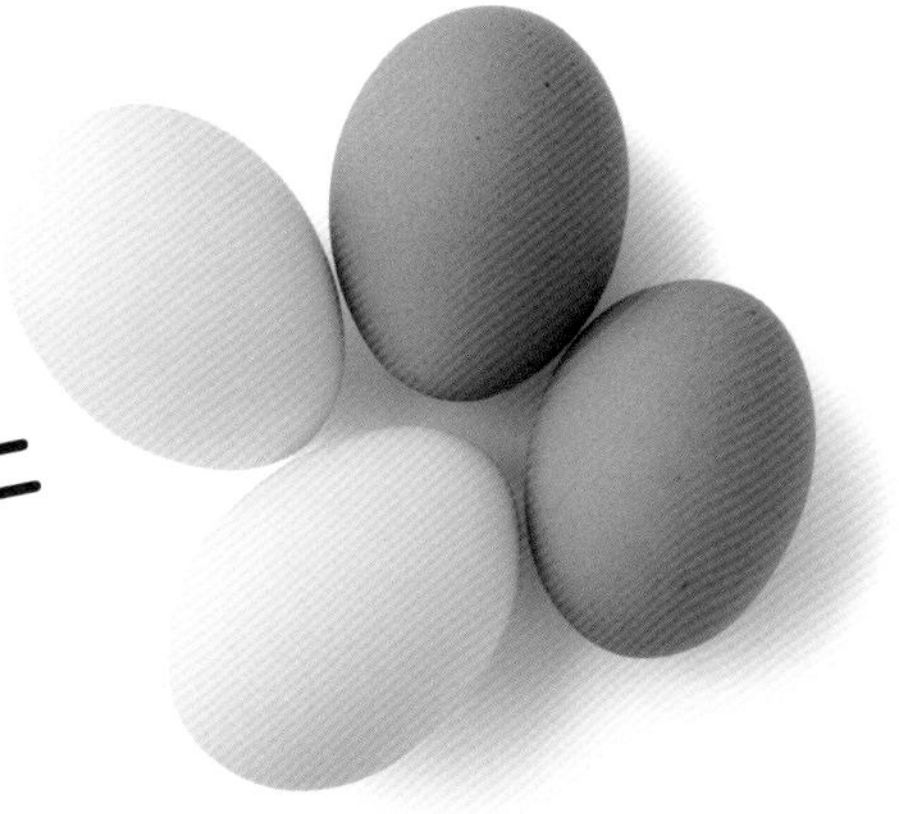

卵

皮膚の主成分であるたんぱく質、肌に潤いを与えるビタミンA、肌の新陳代謝を促すビタミンB_2が豊富。ビタミンCたっぷりの料理（サラダなど）と一緒に食べるとさらに効果がアップ。

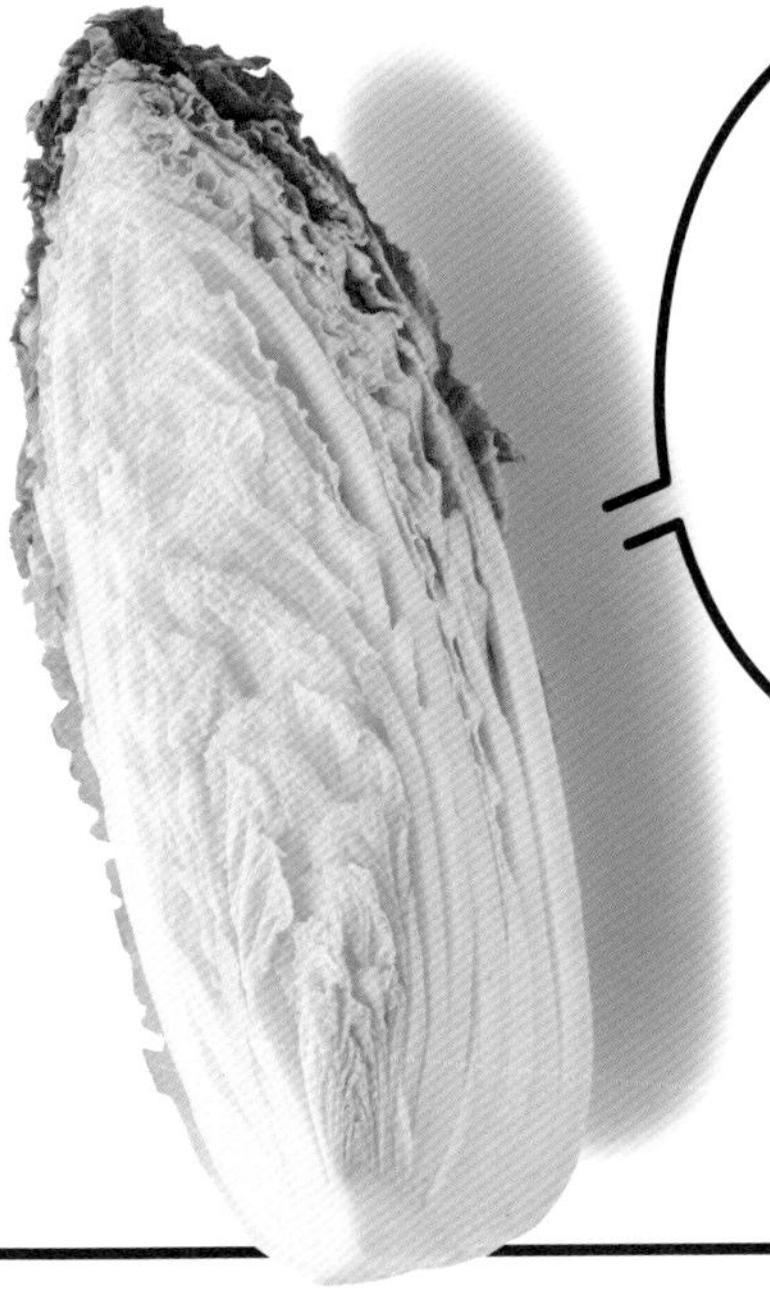

白菜

皮膚細胞を丈夫にするコラーゲンの生成を助ける、ビタミンCが豊富。加熱するとカサが減り、一度にたくさん食べられるのもメリット。食物繊維もたくさんとれるので、便秘による肌荒れにもおすすめ。

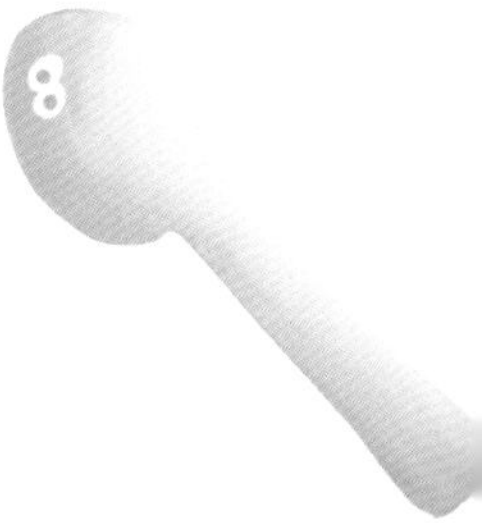

ゆで卵カレー

外側を香ばしく炒めて味をよくからめた半熟卵カレーは、
シンプル イズ ザ ベスト！

材料 2人分

具材	卵	2〜4個
効能スパイス	ナツメグ（パウダー）	小さじ1/4
グレイビー	にんにく、しょうが（各みじん切り）	各1かけ
	玉ねぎ（薄切り）	1個
	トマト（みじん切り）	1個
	ターメリック（パウダー）	小さじ1/2
	クミン（パウダー）	小さじ2
	コリアンダー（パウダー）	小さじ1
	塩	小さじ1
水分	牛乳	大さじ1
	油	大さじ1

作り方

1 卵は沸とうした湯にそっと入れ、再度沸とうしたら6分半ゆで、冷水にとって殻をむく。

2 フライパンに油を熱し、にんにく、しょうが、玉ねぎを入れ、こげ茶色になるまで強火で5分ほど炒める（p.18〜19）。

3 ナツメグ、ターメリック、クミン、コリアンダー、塩を加え、弱火で1分ほど炒める。

4 1を加え、表面に焦げ色をつけるように中火で1分ほど炒める。

5 トマトを加え、全体に炒め合わせ（ゆで卵が割れないように注意）、水分がなくなりペースト状になるまで2分ほど炒め、牛乳を加えてひと混ぜする。味をみて、物足りなければ塩少々（分量外）でととのえる。

おいしさのツボ

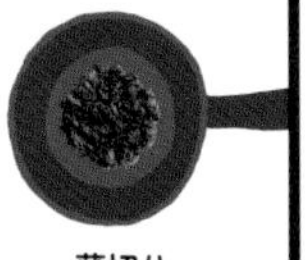

薄切り
&
深く炒める

1個

Memo

先にトマトを炒めてからゆで卵を加えると卵に焦げ目がつかないので、卵→トマトの順に加えて炒めるのがコツ。

あったら、このスパイスも使おう！

* クミン（ホール、小さじ½）2で加える
* チリペッパー（パウダー、小さじ¼）3で加える
* ブラックペッパー（パウダー、小さじ¼）3で加える

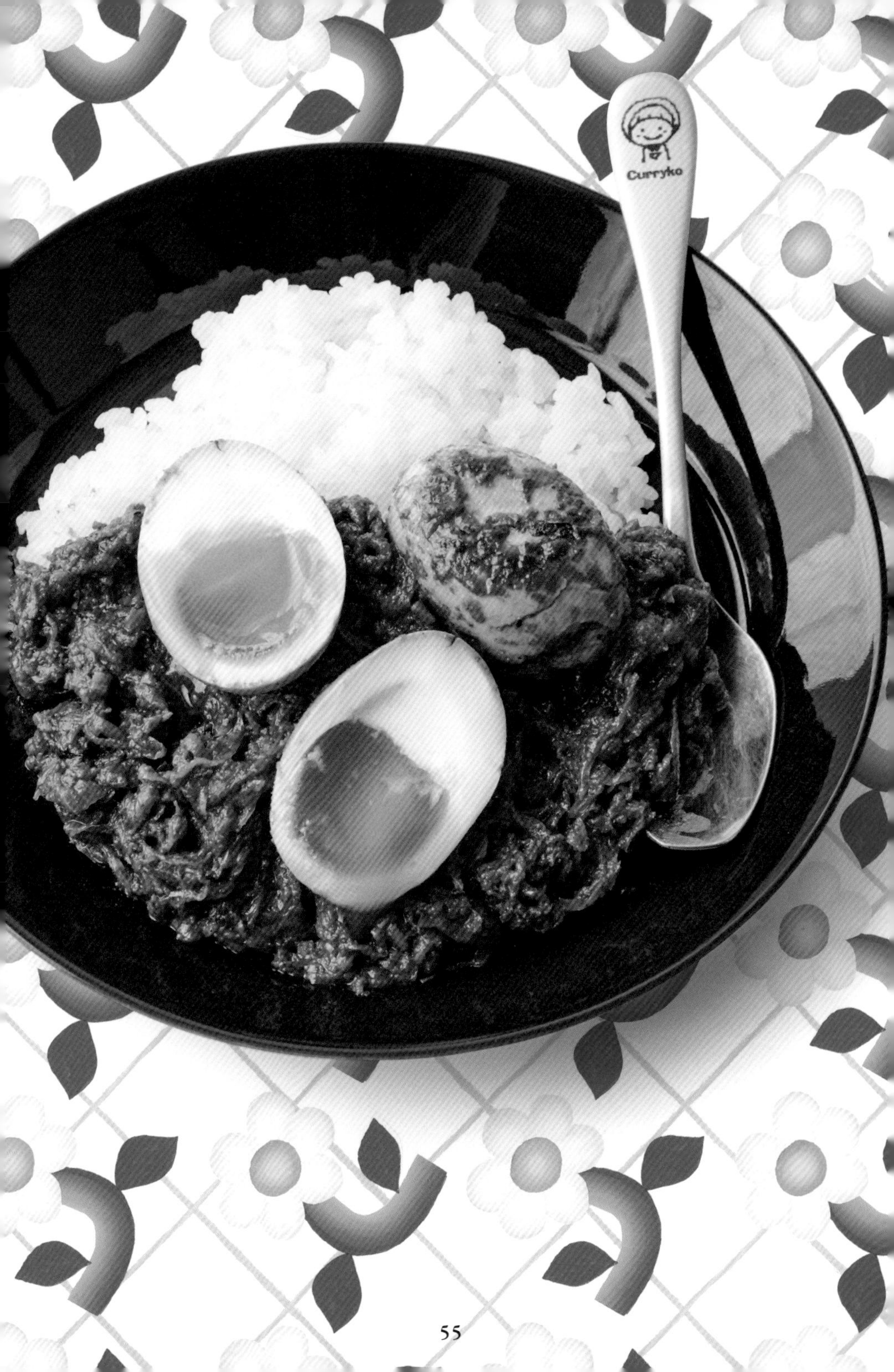
Curryko

玉ねぎ不使用のスピードカレー。

サクサク白菜とポロポロそぼろの食感も楽しい

白菜そぼろカレー

材料 2人分

具材	白菜（横に細切り）	1/8個
	豚ひき肉	250g
効能スパイス	ナツメグ（パウダー）	小さじ1/4
グレイビー	にんにく（みじん切り）	2かけ
	しょうが（みじん切り）	1かけ
	トマト（ざく切り）	1/2個
	ターメリック（パウダー）	小さじ1/2
	クミン（パウダー）	大さじ1
	コリアンダー（パウダー）	小さじ2
	塩	小さじ1
水分	ヨーグルト（無糖）	大さじ1
	油	大さじ1

作り方

1 フライパンに油を熱し、にんにく、しょうがを入れ、強火で軽く炒める。

2 香りが出たらトマトを加え、水分がなくなりペースト状になるまで中火で2分ほど炒める（p.20）。

3 ナツメグ、ターメリック、クミン、コリアンダー、塩を加え、弱火で1分ほど炒める。

4 白菜、ひき肉を加え、中火で2分ほど炒める。

5 白菜がしんなりしたら弱火にし、よく混ぜたヨーグルトを加え、ひと煮立ちしたらすぐに火を止める。味をみて、物足りなければ塩少々（分量外）でととのえる。

おいしさのツボ

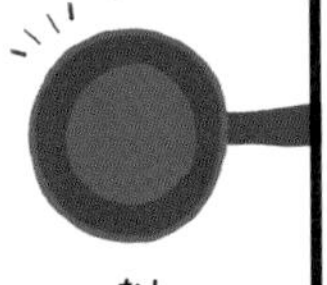

なし

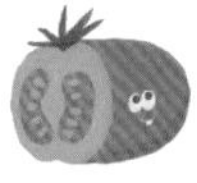

1/2個

Memo

ヨーグルトはよく混ぜてから加えないとダマになるので注意。また、加熱しすぎもダマの原因に。写真のごはんはターメリックライス（p.92）。

あったら、このスパイスも使おう！

* クミン（ホール、小さじ½）1で加える
* チリペッパー（パウダー、小さじ¼）3で加える
* ブラックペッパー（パウダー、小さじ¼）3で加える

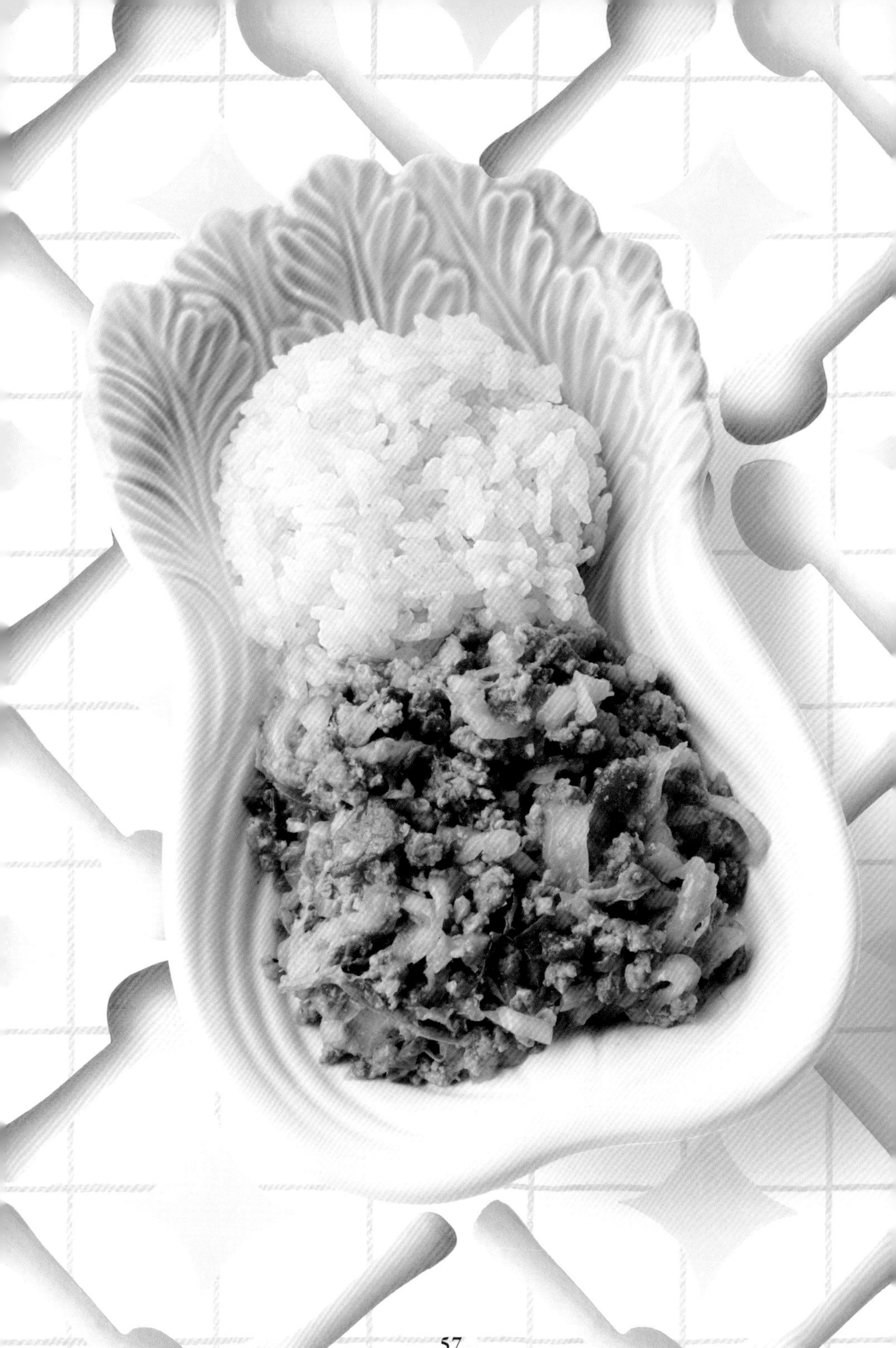

Column1

スパイス

ターメリックマカロニサラダ

ターメリック入りの湯でゆでた黄色いマカロニがポイント

材料 2人分

マカロニ	50g
きゅうり(小口切り)	5cm
ミニトマト(輪切り)	5個
ターメリック(パウダー)	小さじ1/4
A 塩昆布	5g
A ごま油	小さじ1
A 黒煎りごま	小さじ1

作り方

1 鍋に水500mℓ、ターメリックを入れて煮立て、マカロニを表示どおりにゆで、ざるに上げ、粗熱をとる。

2 ボウルに1、きゅうり、ミニトマト、Aを入れてあえる。

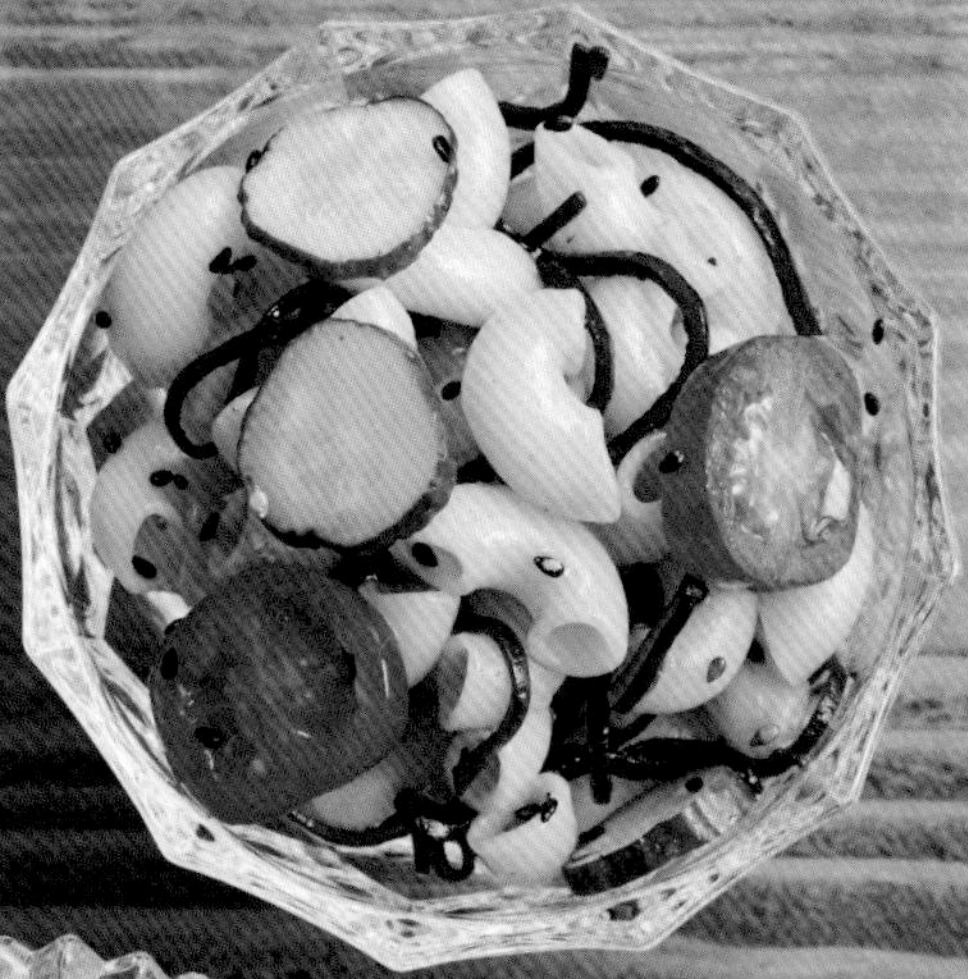

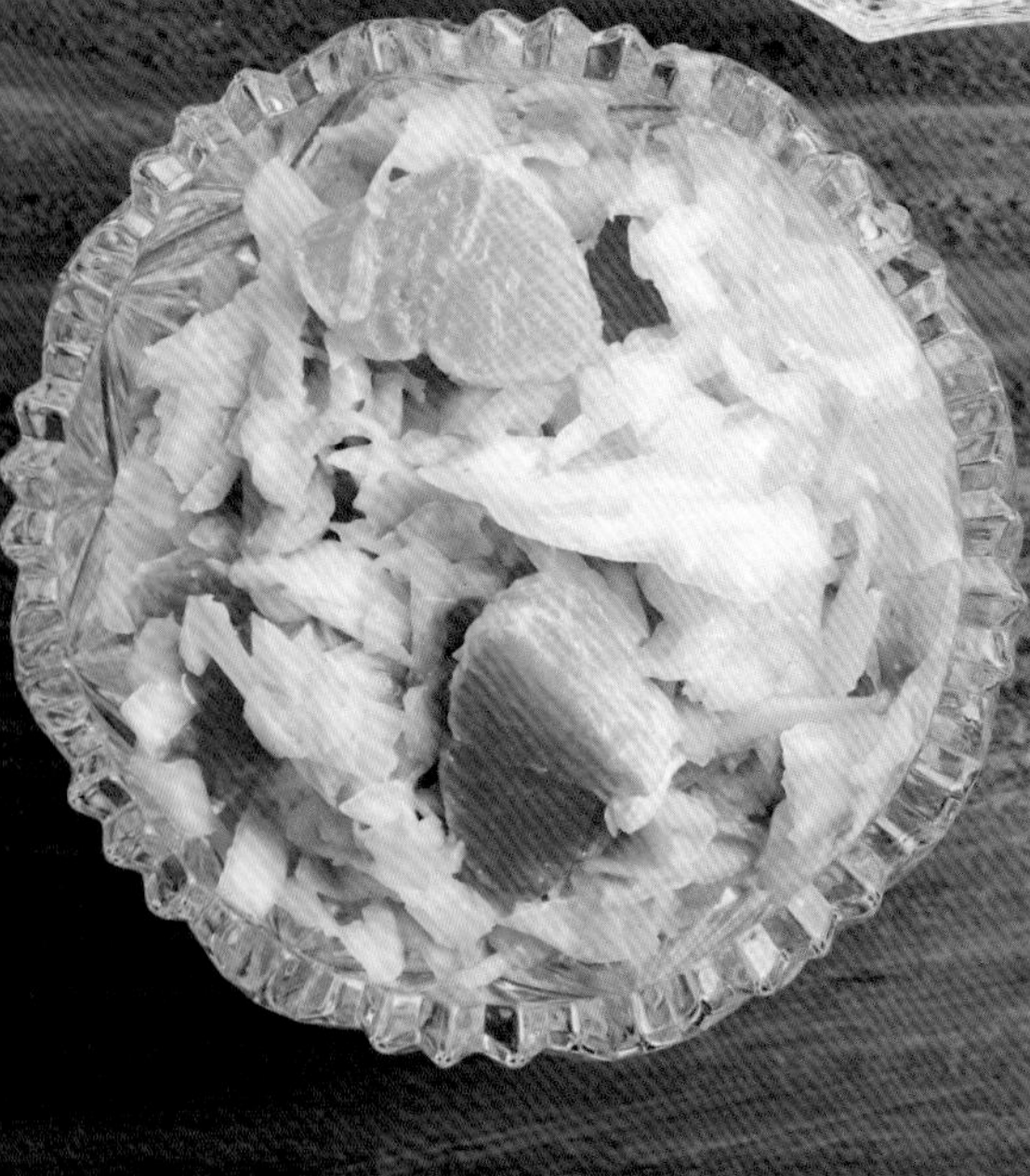

キャベツみかんサラダ

コリアンダーの甘くてさわやかな香りがフルーツの酸味とマッチ

材料 2人分

キャベツ(せん切り)	1/6個
みかん(皮をむき食べやすく切る)	1個
塩	小さじ1/8
マヨネーズ	大さじ1
コリアンダー(パウダー)	小さじ1

作り方

1 キャベツは塩をふって10分ほどおき、水けを絞る。

2 ボウルに1、残りの材料を入れてあえる。

サラダ

スパイスをひとふりするだけで、
サラダが一気におしゃれになります。
甘い香り、爽快な香り……思わずワインと
ともに食べたくなる大人のサラダ4レシピ。

レタスナッツサラダ

クミンのエキゾチックな香りとナッツの食感がアクセント

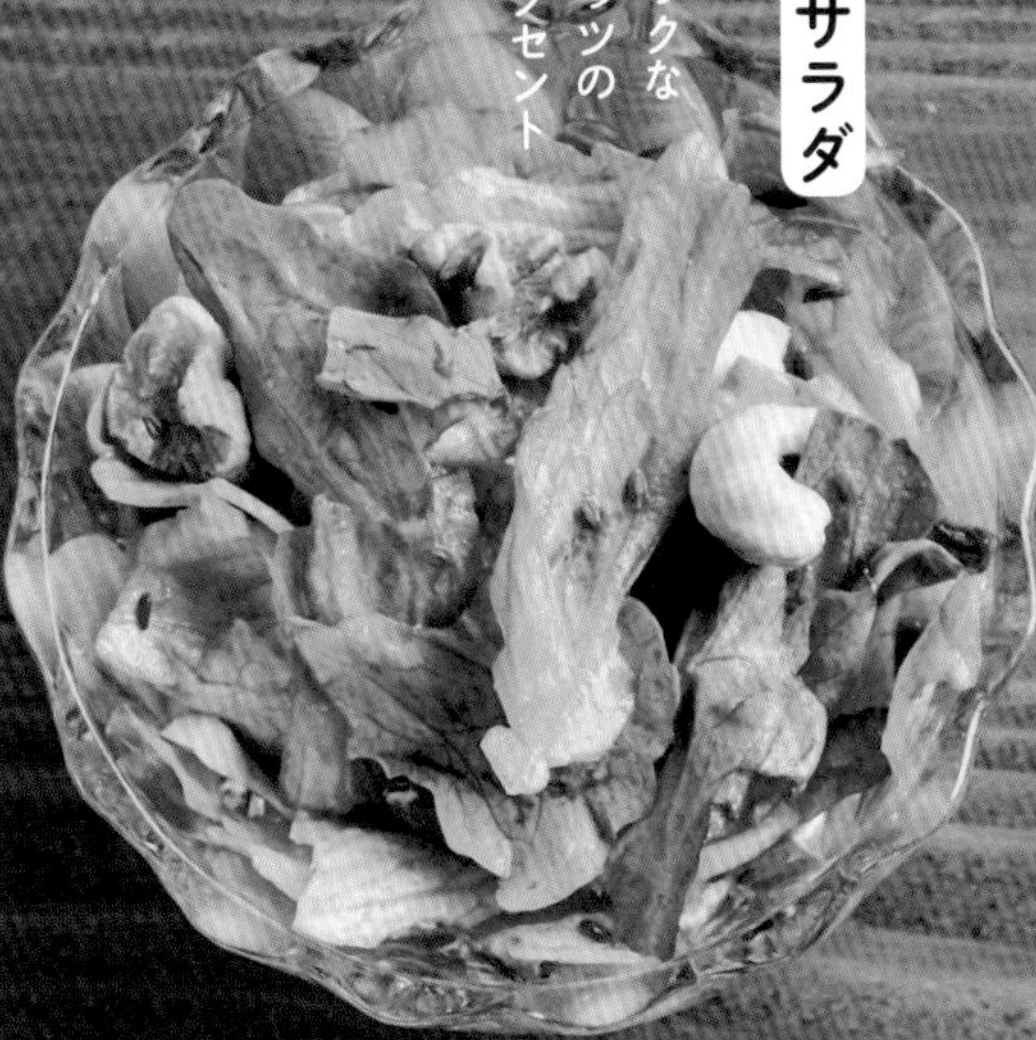

材料 2人分

- レタス（食べやすくちぎる）……2枚
- ミックスナッツ……10個
- クミン（ホール）……小さじ1
- A 塩……少々
- A 酢……小さじ1
- A オリーブ油……小さじ1

作り方

1 フライパンにナッツ、クミンを入れ、中火で香ばしくなるまでから煎りし、粗熱がとれたら粗く刻む。

2 ボウルにレタス、1を入れ、Aを加えてあえる。

アボカドシーザーサラダ

ナツメグのほんのり甘い香りで、サラダがランクアップ

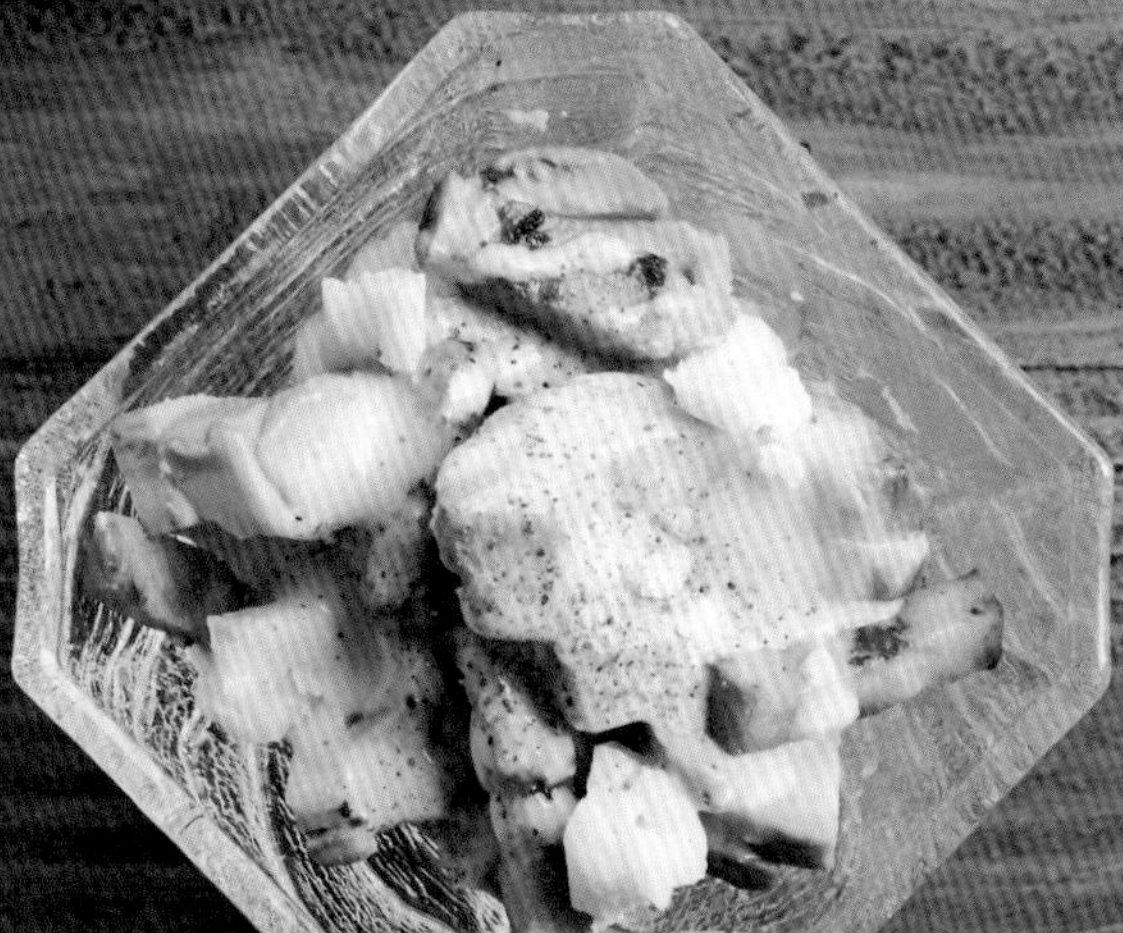

材料 2人分

- アボカド（食べやすく切る）……1個
- プロセスチーズ（ちぎる）……20g
- ベーコン（食べやすく切る）……50g
- シーザーサラダドレッシング（市販）……適量
- ナツメグ（パウダー）……ひとつまみ

作り方

1 フライパンにベーコンを入れ、中火で好みの加減に焼く。

2 器にアボカド、チーズ、1を盛り、ドレッシングをかけ、ナツメグをふる。

冷え

「冷えは万病のもと」と昔からいわれるように、
肩こりや便秘の原因ともいわれます。
血流をよくして体を温めれば、それらの不調も同時に解消できるかも。

+1効能スパイス

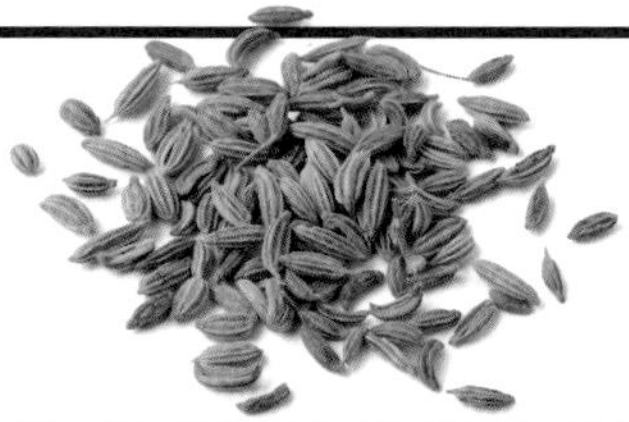

Fennel

フェンネル

特徴　さわやかな甘い香り

別名　茴香《ういきょう》

科名　セリ科

部位　種子（植物学上は果実）

持ち味のさわやかな香りからは想像がつきにくいですが、冷えをとり、胃の調子を整える作用があるといわれます。消化器官を整えて体全体を温めたいとき、胃腸が弱っているときやガスがたまっているときにもおすすめ。口臭予防にも使われ、から煎りしたフェンネルを食後に数粒噛むとさわやかな香りが口の中に広がります。インド料理店でも砂糖でコーティングされたフェンネルをときおり見かけますね。中国の五香粉《ウーシャンフェン》やインドのミックススパイス・ガラムマサラにも使われるスパイスです。

フェンネルシードの火入れポイント

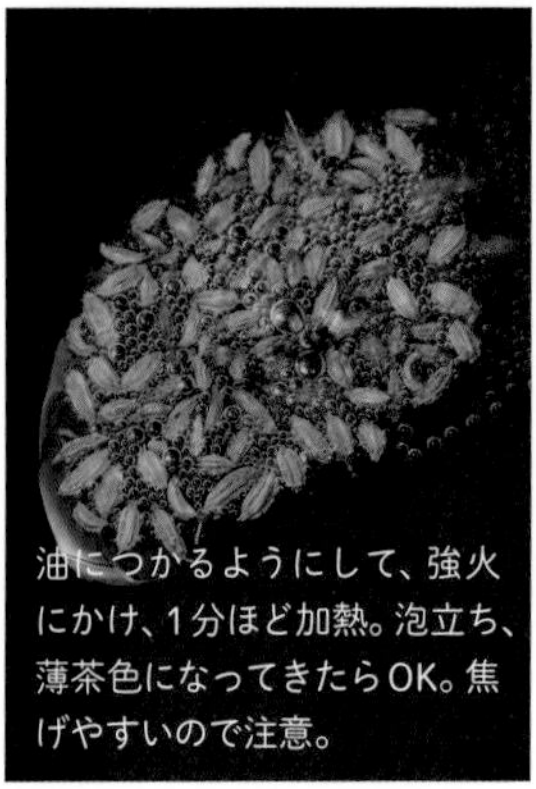

油につかるようにして、強火にかけ、1分ほど加熱。泡立ち、薄茶色になってきたらOK。焦げやすいので注意。

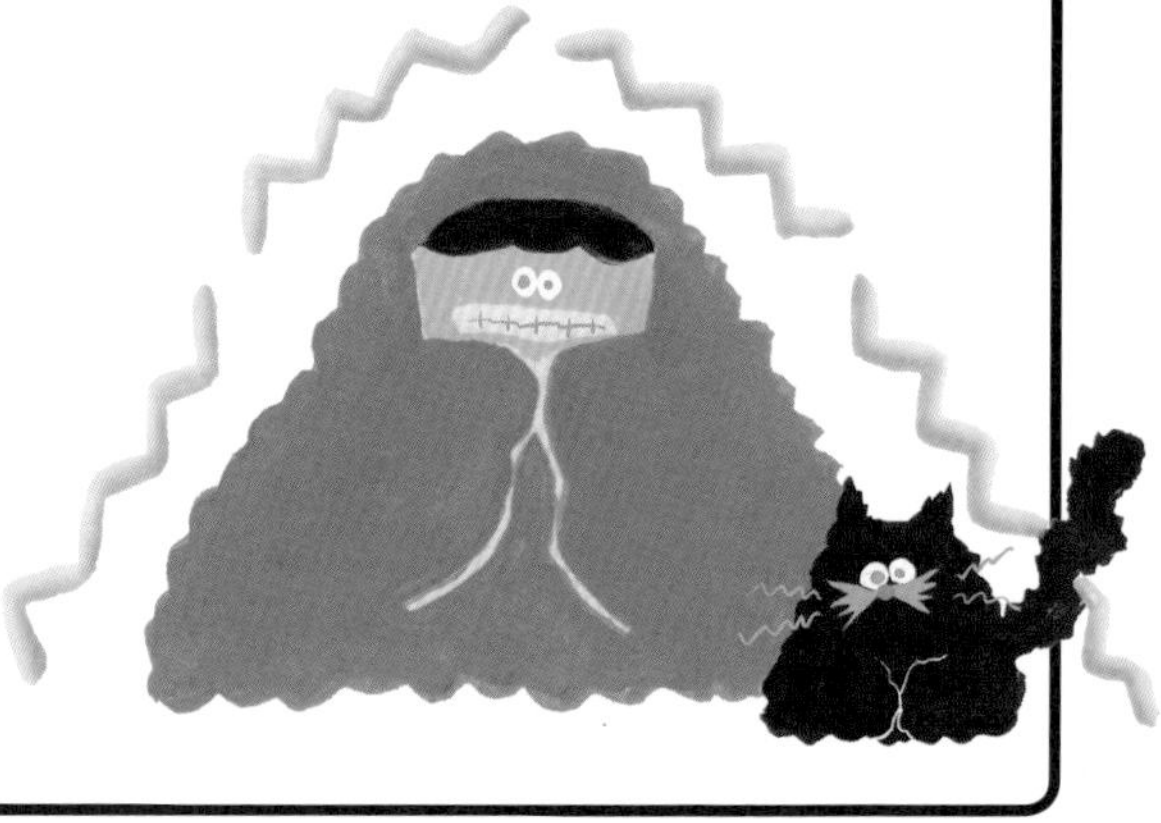

冷えに おすすめの食材

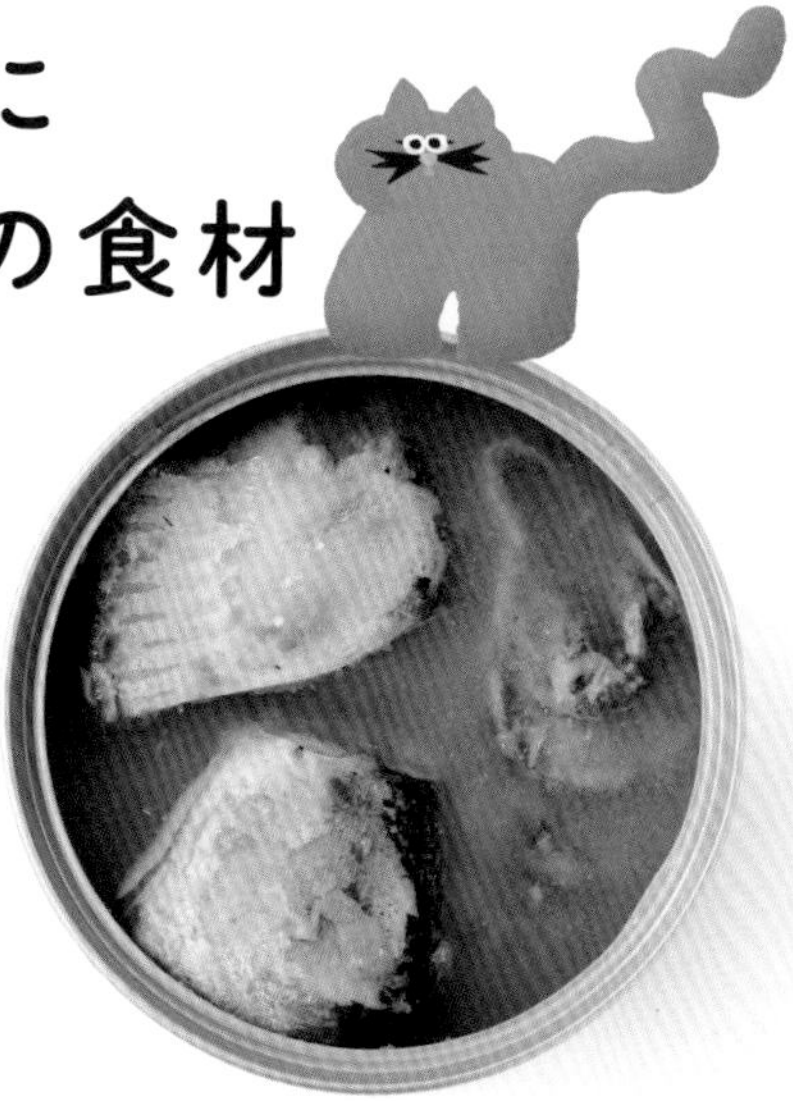

いわし水煮缶

血管を広げる働きのあるビタミンEが豊富なほか、青魚に多く含まれる不飽和脂肪酸のEPAにも血流の流れをよくする働きがあるといわれる。缶詰なら下処理なしにすぐに使えるのが魅力。ビタミンCと一緒にとると抗酸化作用も上昇する。

アーモンド

ナッツの中でも特にビタミンEを多く含み、油とともにとると吸収が高まる。加えて鉄分も豊富なので、冷え解消にはうってつけの食材。香ばしさが料理にアクセントをプラス。

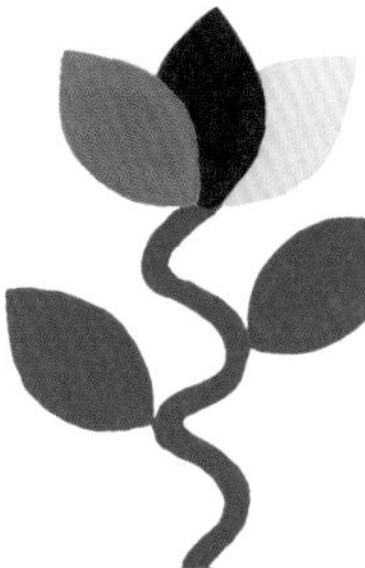

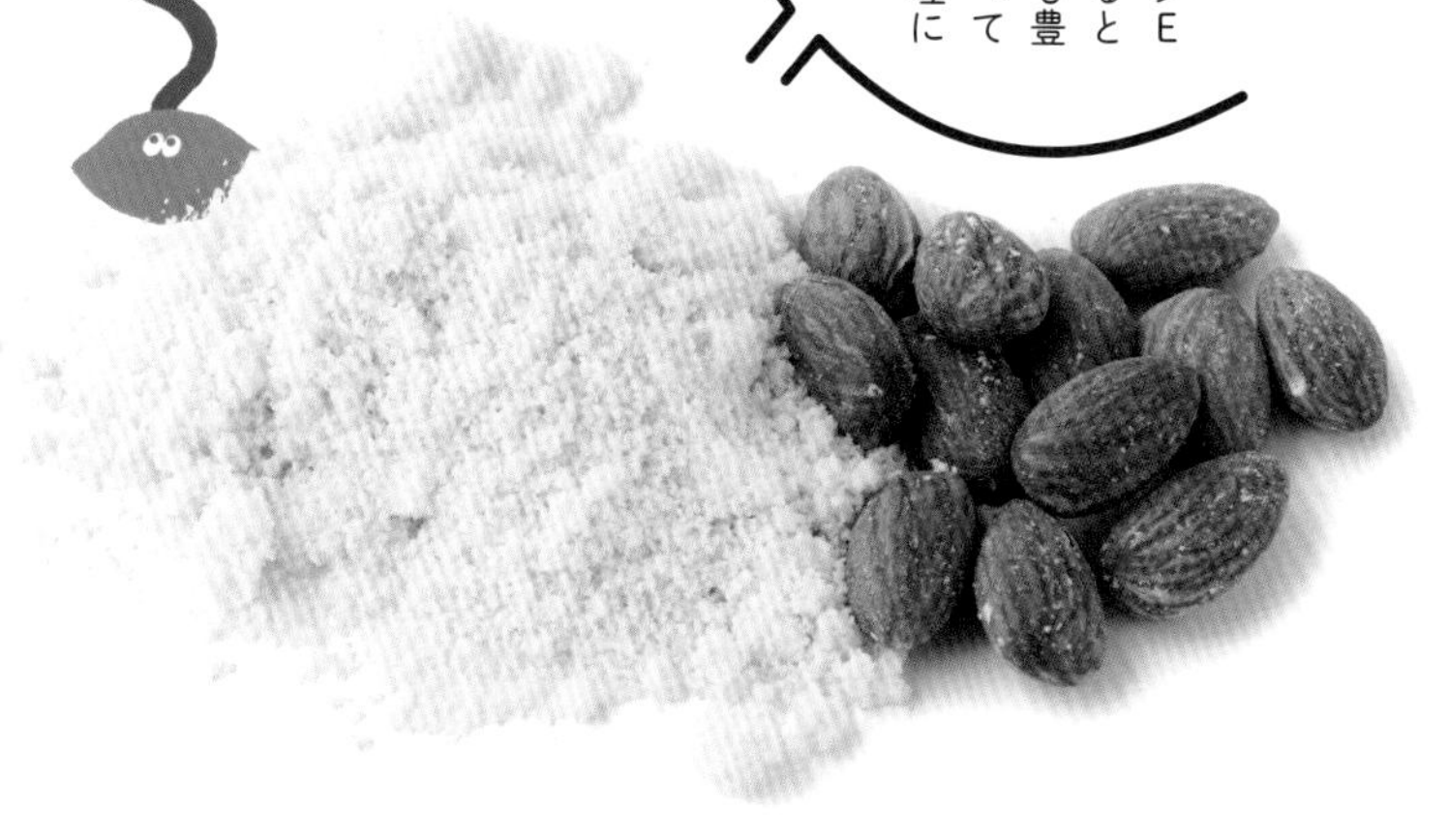

いわしカレー

うまみの詰まった缶汁も加えるのがミソ。
さわやかレモンは栄養面からもばっちり

材料 2人分

具材	いわし水煮缶	1缶（200g）
効能スパイス	フェンネル（ホール）	小さじ1/2
グレイビー	にんにく、しょうが（各みじん切り）	各1かけ
	玉ねぎ（薄切り）	1個
	トマト（ざく切り）	1個
	ターメリック（パウダー）	小さじ1/2
	クミン（パウダー）	小さじ1
	コリアンダー（パウダー）	小さじ2
	レモン汁	大さじ1
	砂糖	小さじ1
	油	大さじ1

作り方

1 フライパンに油とフェンネルを入れて強火にかけ、薄茶色になるまで1分ほど熱する（p.60）。

2 にんにく、しょうが、玉ねぎを加え、薄茶色になるまで3分ほど炒める（p.18〜19）。

3 トマトを加え、水分がなくなり、ペースト状になるまで中火で2分ほど炒める（p.20）。

4 ターメリック、クミン、コリアンダーを加え、弱火で1分ほど炒める。

5 いわし缶を汁ごと加え、ふたをして弱火で3分ほど煮る。レモン汁、砂糖を加え、味をみて、物足りなければ塩小さじ1/4〜（分量外）でととのえる。

おいしさのツボ

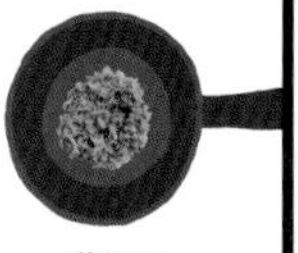

薄切り
&
浅く炒める

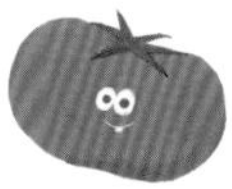

1個

Memo

いわし缶はメーカーによって塩分が違うので、最後に味をみて塩の量を加減して。あれば、パクチーをちらしても。

あったら、このスパイスも使おう！

* カルダモン（ホール、3個）1で加える
* チリペッパー（パウダー、小さじ¼）4で加える

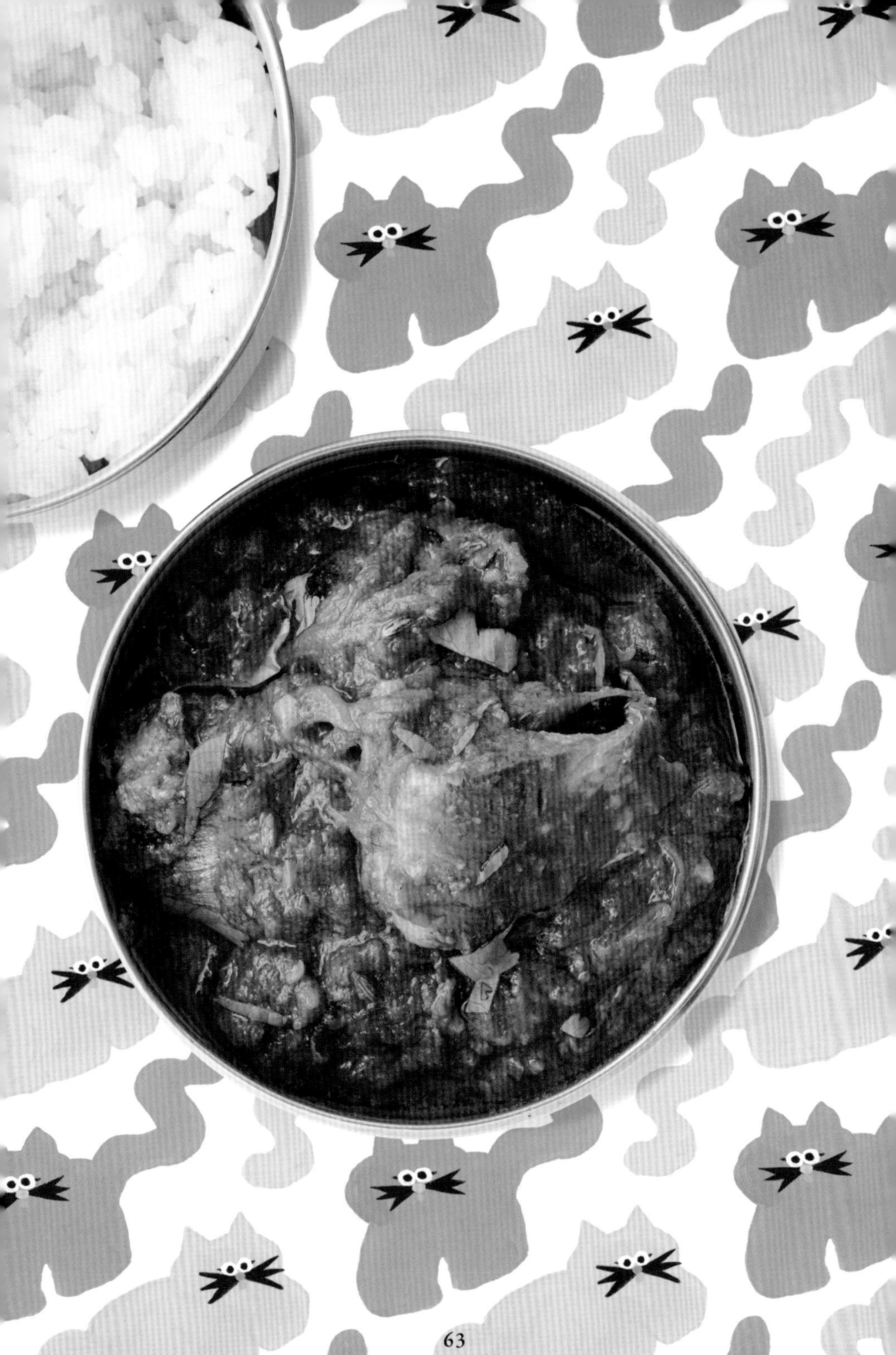

アーモンドチキンカレー

香ばしいアーモンドとクリーミーな牛乳で、
まろやかコクありカレーが完成！

材料 2人分

具材	鶏もも肉（一口大に切る）	300g
効能スパイス	フェンネル（ホール）	小さじ1/2
グレイビー	にんにく、しょうが（各みじん切り）	各1かけ
	トマト（ざく切り）	1個
	ターメリック（パウダー）	小さじ1/2
	クミン（パウダー）	小さじ2
	コリアンダー（パウダー）	小さじ1
	塩	小さじ1
水分	牛乳	150mℓ
	アーモンドパウダー	30g
	油	大さじ1

作り方

1 フライパンに油とフェンネルを入れて強火にかけ、薄茶色になるまで1分ほど熱する（p.60）。

2 にんにく、しょうがを加えて軽く炒める。

3 トマトを加え、水分がなくなり、ペースト状になるまで中火で2分ほど炒める。

4 ターメリック、クミン、コリアンダー、塩を加え、弱火で1分ほど炒める。

5 鶏肉を加えて中火で2分ほど炒め合わせる。牛乳、アーモンドパウダーを加えてよく混ぜ、ふたをして弱火で10分ほど煮る。味をみて、物足りなければ塩少々（分量外）でととのえる。

おいしさのツボ

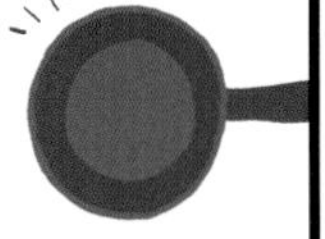

なし

1個

Memo

アーモンドパウダーの代わりにカシューナッツパウダーを使っても。好みで砂糖やはちみつを加えてもおいしい。

あったら、このスパイスも使おう！

* カルダモン（ホール、3個）1で加える
* シナモン（ホール、3cm）1で加える
* クローブ（ホール、3個）1で加える
* チリペッパー（パウダー、小さじ½）4で加える

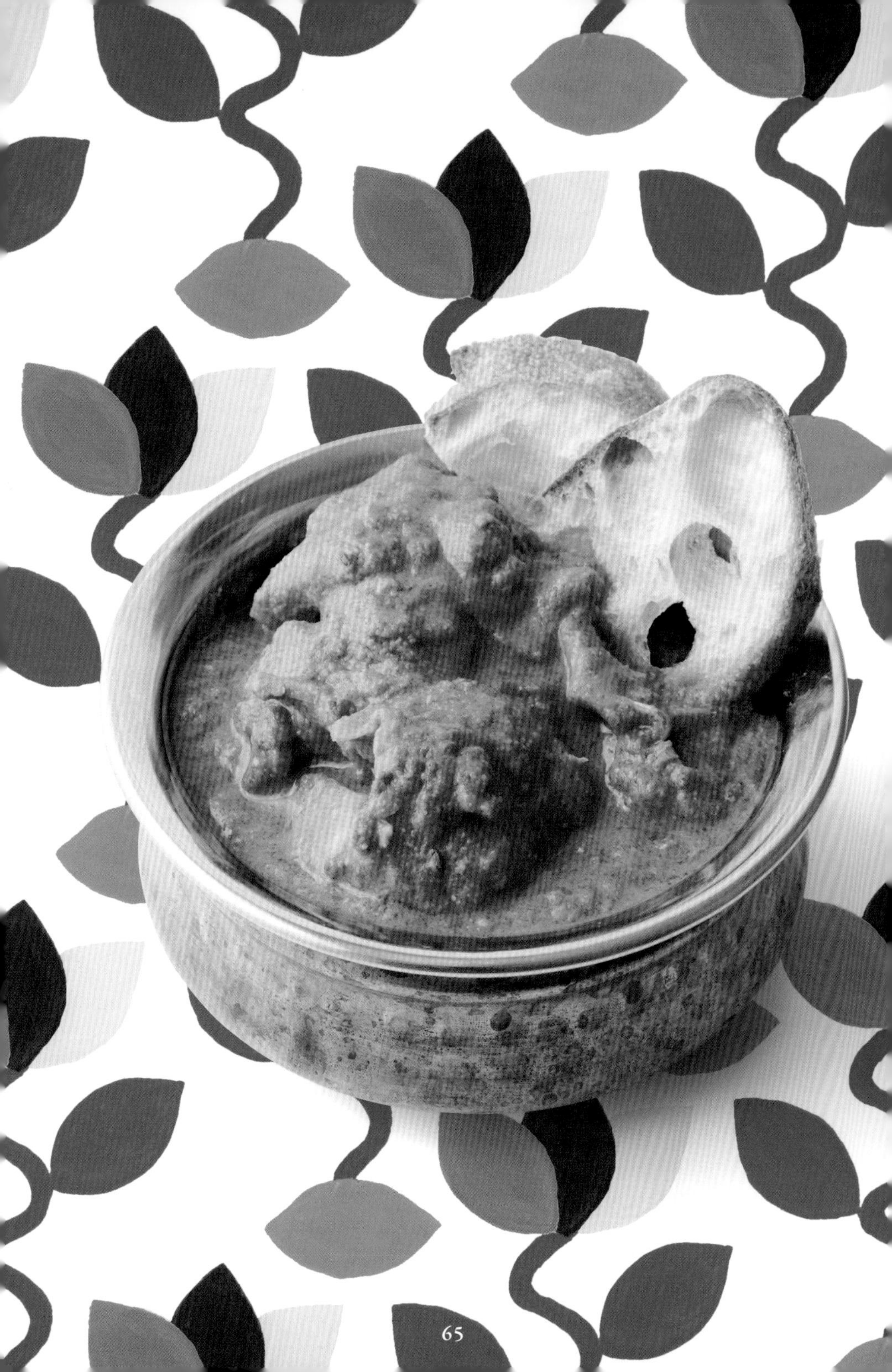

ダイエット

あと3kg痩せたい！ は、女性共通の願い。
でも、無理はしたくないし、おいしいものは食べたいし……。
そんなわがままな願いも、スパイスカレーがかなえてくれます。

+1 効能スパイス

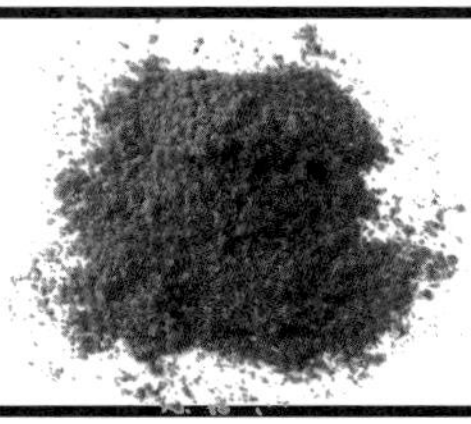

Chili pepper

チリペッパー

特徴 じんわりと熱くなるような辛み
別名 トウガラシ、カイエンペッパー、レッドペッパー
科名 ナス科
部位 果実

カレーの辛みのもとになるのが、チリペッパーです。有効成分は辛み成分である「カプサイシン」。カプサイシンを摂取すると、体に貯蓄されていた脂肪や糖分が分解され、血液にのって全身に回り始めます。つまり、チリペッパーを摂取した後は、脂肪や糖が燃焼されやすい状態にあり、脂肪代謝効果があるということ。摂取しただけでも汗が出てしまう人もいますが、チリペッパーを食べた後にランニングなどの軽い運動をすると、効率よく脂肪燃焼ができるといわれます。

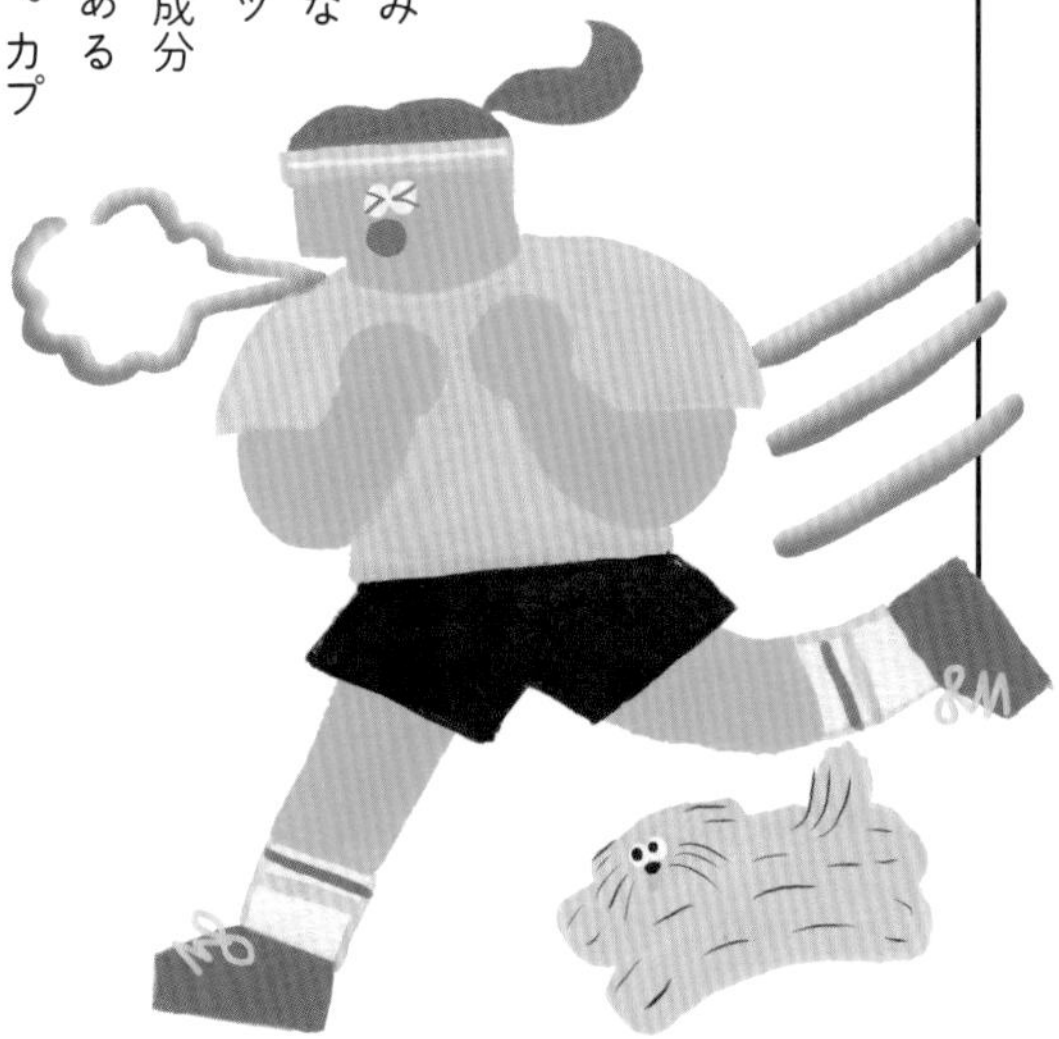

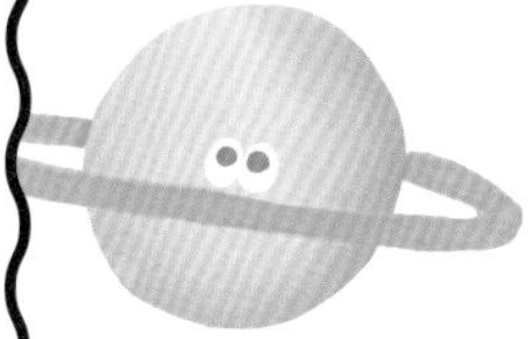

ダイエットにおすすめの食材

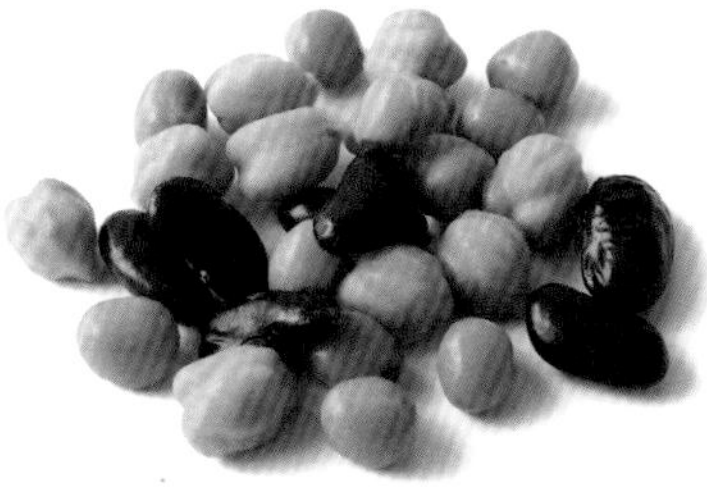

豆類

高たんぱく低脂肪でビタミンとミネラルをバランスよく含み、食物繊維も豊富な豆類は、ダイエット時のお助け食材。もどす、ゆでるなしで使える、水煮缶やドライパックは超便利。

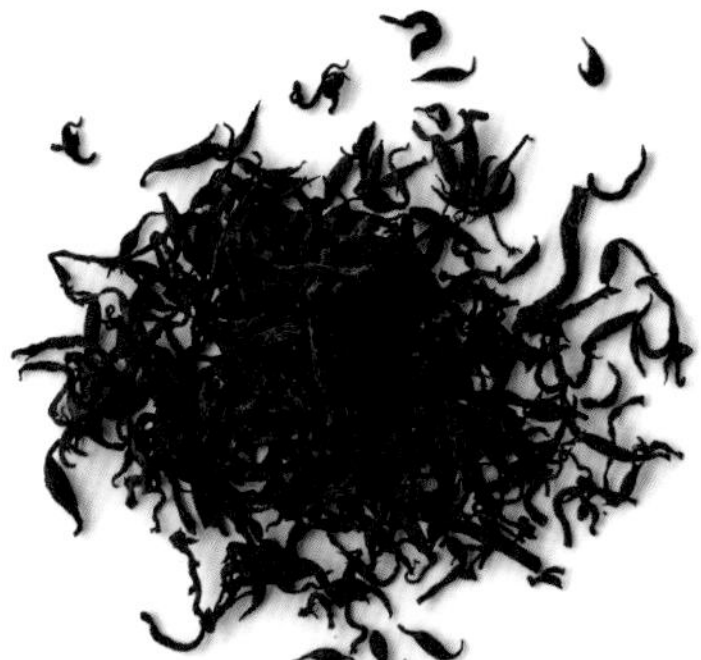

ひじき

ダイエット時に欠かせない食物繊維と、不足しがちなカルシウムは海藻類の中でもトップクラス。エネルギー源の代謝を助けるビタミンB群も多く、大豆や肉と組み合わせると栄養効果がアップ。

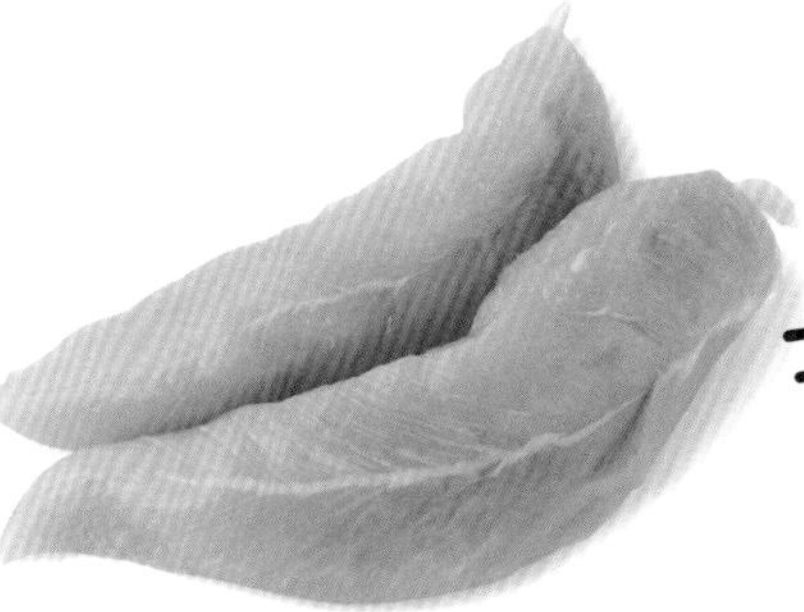

鶏ささ身

肉類の中で最も高たんぱく質&低脂肪なささ身は、ダイエット時に欠かせないたんぱく源。あっさりとした淡泊な味わいも、カレーにしたら満足感アップ。煮すぎないのがパサつかせないコツ。

ミックスビーンズのカレー

豆のホクホク感がおいしさの秘密。
買いおきしておけばいつでも作れる手軽さも◎

材料 2人分

具材	ミックスビーンズ（水煮・ドライパック）	140〜200g
効能スパイス	チリペッパー（パウダー）	小さじ1/2
グレイビー	にんにく、しょうが（各みじん切り）	各1かけ
	玉ねぎ（みじん切り）	1個
	トマト（ざく切り）	1個
	ターメリック（パウダー）	小さじ1
	クミン（パウダー）	小さじ1
	コリアンダー（パウダー）	小さじ1
	塩	小さじ1
水分	水	100mℓ
	ヨーグルト（無糖）	大さじ1
	油	大さじ1

作り方

1 フライパンに油を熱し、にんにく、しょうが、玉ねぎを入れ、こげ茶色になるまで強火で10分ほど炒める（p.18〜19）。

2 トマトを加え、水分がなくなりペースト状になるまで中火で2分ほど炒める（p.20）。

3 チリペッパー、ターメリック、クミン、コリアンダー、塩を加え、弱火で1分ほど炒める。

4 ミックスビーンズ、水を加え、中火で2分ほど煮る。仕上げによく混ぜたヨーグルトを加え、ひと煮立ちさせて火を止める。味をみて、物足りなければ塩少々（分量外）でととのえる。

おいしさのツボ

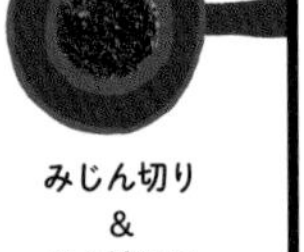

みじん切り
&
深く炒める

1個

Memo

ヨーグルトはよく混ぜてから加えないとダマになるので注意。また、加熱しすぎもダマの原因に。写真のごはんはターメリックライス（p.92）。あれば、パクチーを添えても。

あったら、このスパイスも使おう！

* カルダモン（ホール、3個）1で加える
* クローブ（ホール、3個）1で加える

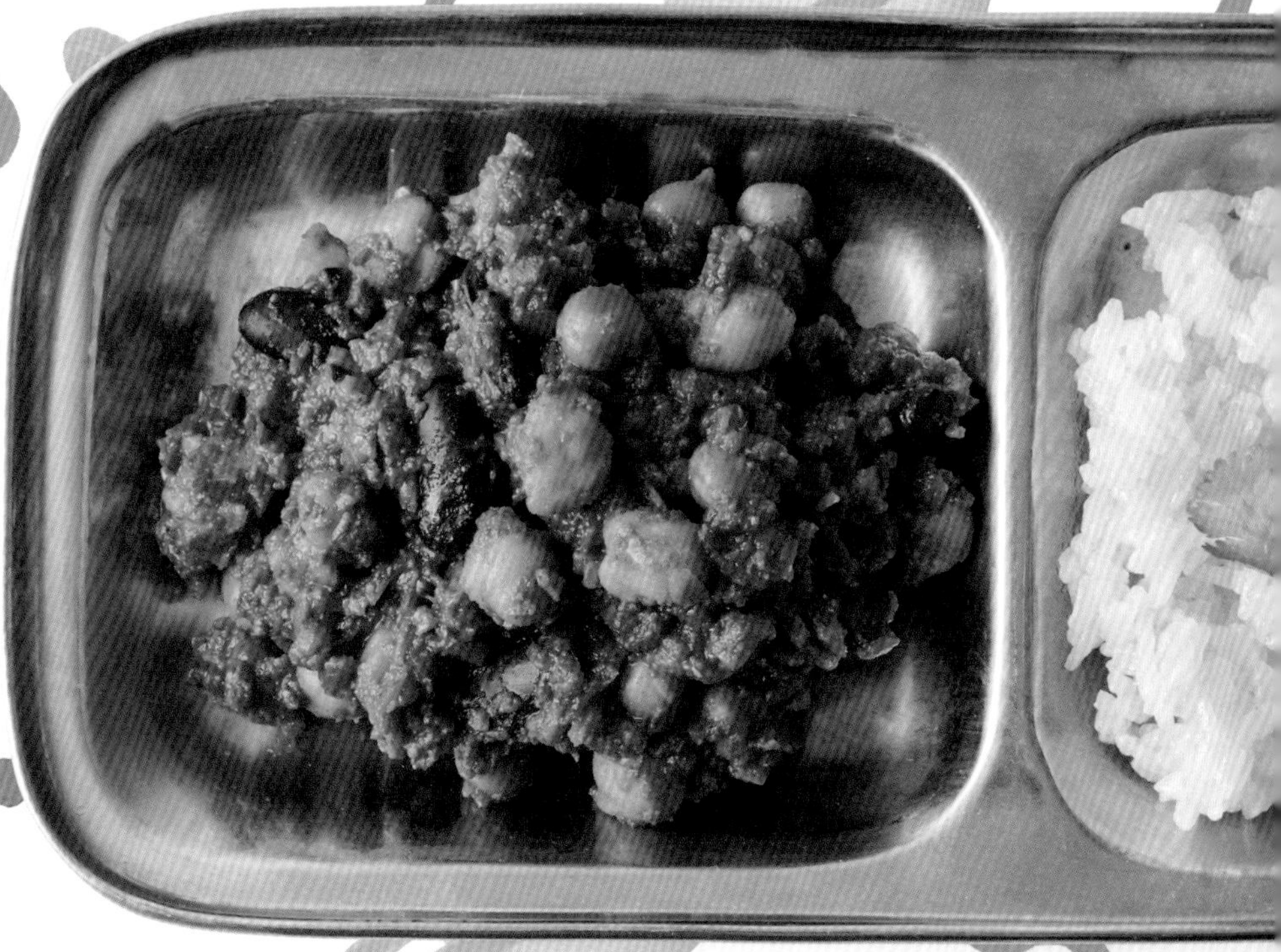

ひじきが苦手な人にこそ食べてほしい、あっさり味。

常備菜として作っておきたい

ひじきとささ身のカレー

材料 2人分

具材	鶏ささ身(筋を取り、包丁の背で叩いてそぎ切り)	4本(200g)
	乾燥芽ひじき(水につけてもどす)	25g
効能スパイス	チリペッパー(パウダー)	小さじ1/2
グレイビー	にんにく、しょうが(各みじん切り)	各1かけ
	玉ねぎ(薄切り)	1個
	トマト(ざく切り)	1/4個
	ターメリック(パウダー)	小さじ1/4
	クミン(パウダー)	小さじ2
	コリアンダー(パウダー)	小さじ1
	塩	小さじ1
水分	水	200mℓ
	牛乳	大さじ1
	油	大さじ1

作り方

1 フライパンに油を熱し、にんにく、しょうが、玉ねぎを入れ、薄茶色になるまで強火で3分ほど炒める(p.18〜19)。

2 トマトを加え、水分がなくなりペースト状になるまで中火で2分ほど炒める(p.20)。

3 チリペッパー、ターメリック、クミン、コリアンダー、塩を加え、弱火で1分ほど炒める。

4 ささ身を加え、中火で1分ほど炒める。

5 ひじき、水を加え、煮立ったらふたをして弱火で5分ほど煮て、牛乳を加えて火を止める。味をみて、物足りなければ塩少々(分量外)でととのえる。

おいしさのツボ

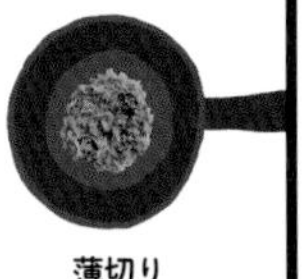

薄切り
&
浅く炒める

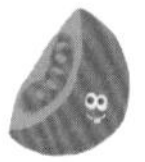

1/4個

Memo

鶏ささ身は切る前に包丁の背で叩いておくと、やわらかく煮あがる。

あったら、このスパイスも使おう!

* ブラックペッパー(パウダー、小さじ¼)3で加える

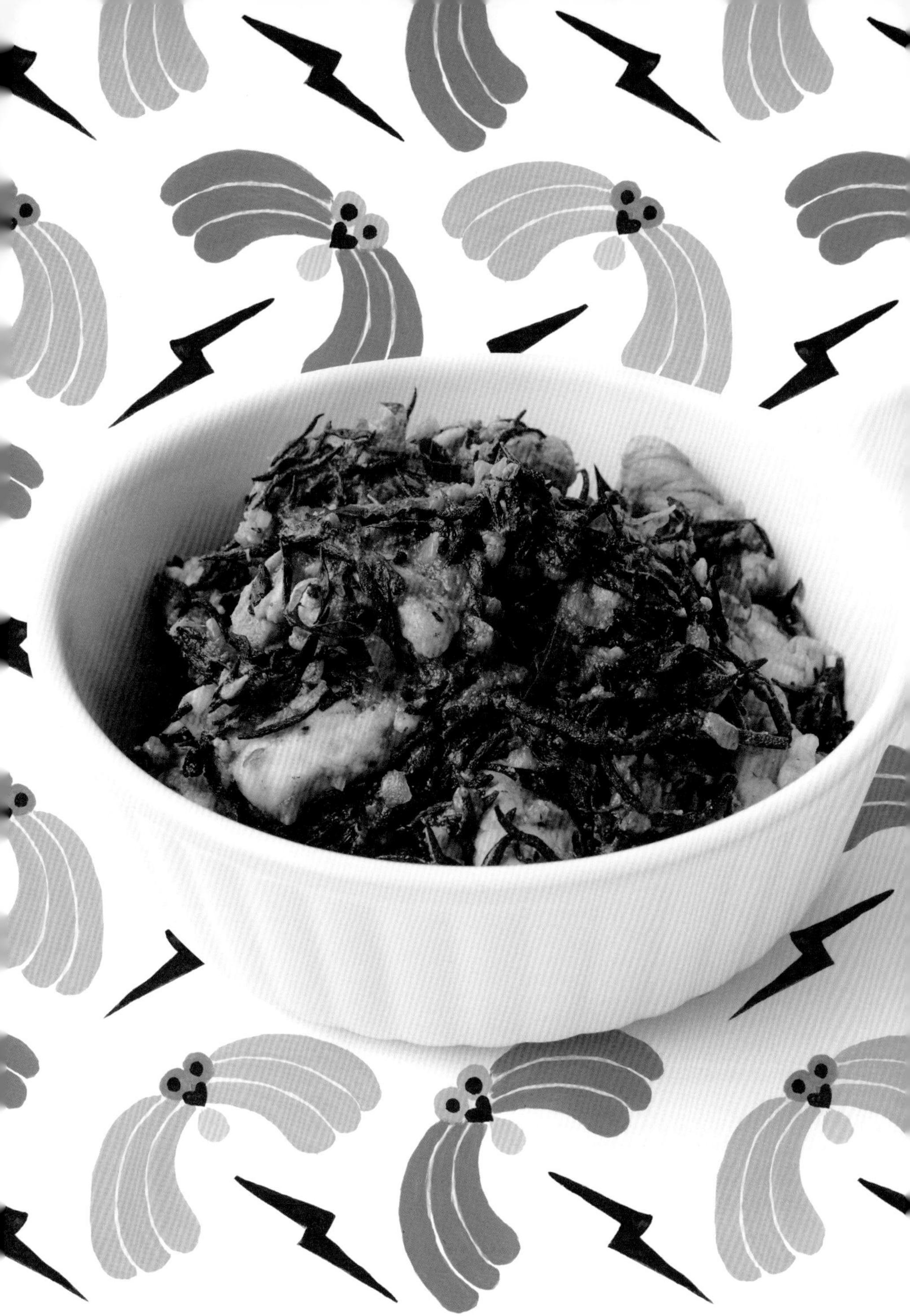

Column2

スパイスドリンク&

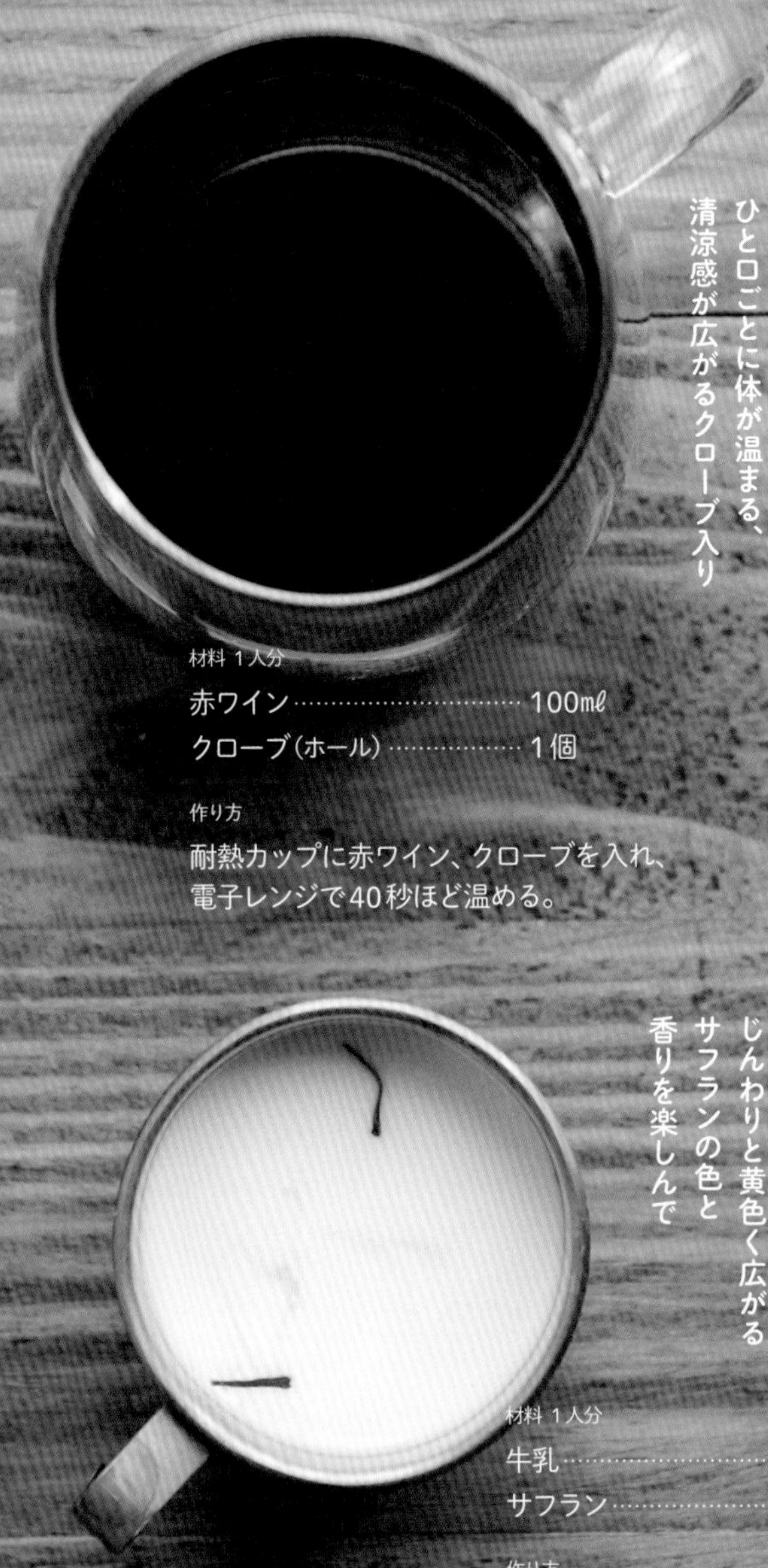

ホットワイン

ひと口ごとに体が温まる、
清涼感が広がるクローブ入り

材料 1人分

赤ワイン……100mℓ
クローブ（ホール）……1個

作り方

耐熱カップに赤ワイン、クローブを入れ、電子レンジで40秒ほど温める。

サフランミルク

じんわりと黄色く広がる
サフランの色と
香りを楽しんで

材料 1人分

牛乳……150mℓ
サフラン……3本

作り方

カップに牛乳を入れ、サフランを浮かべる。牛乳を温める場合は、耐熱カップに牛乳を入れて電子レンジで40秒ほど加熱し、サフランを浮かべる。しばらくすると香りと色が出てくる。

スープ

スープや飲みものにスパイスを加えてみませんか？
それだけでいつもの味がちょっとリッチに変化。
スパイスの持ち味をダイレクトに
感じることもできます。

キャロットポタージュ

甘いにんじんと
クミンのエスニックな
香りはベストな
組み合わせ

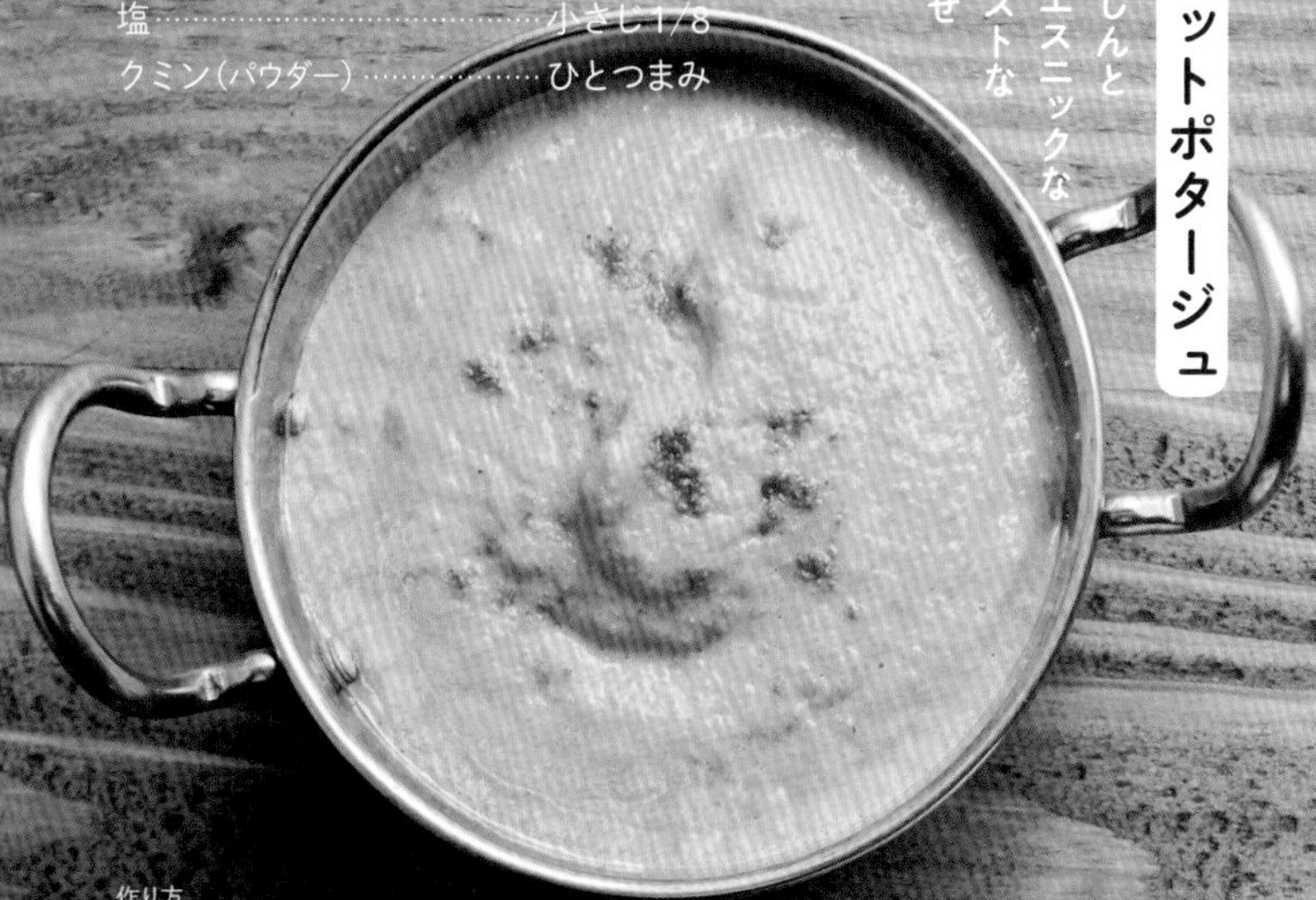

材料 2人分

にんじん（1cm角に切る）……1本
豆乳（無調整）……100mℓ
塩……小さじ1/8
クミン（パウダー）……ひとつまみ

作り方

1 耐熱容器ににんじんを入れ、ラップをかけて電子レンジで3分加熱する。

2 1に豆乳、塩を加え、ハンドブレンダーでなめらかに攪拌する（ミキサーの場合は粗熱がとれてから）。

3 そのまま器に入れるか、鍋に移して温め、クミンパウダーをふる。

豚バラ肉としょうがのスープ

ターメリックの鮮やかな色と
カレーの香りが心地よい、
エナジースープ

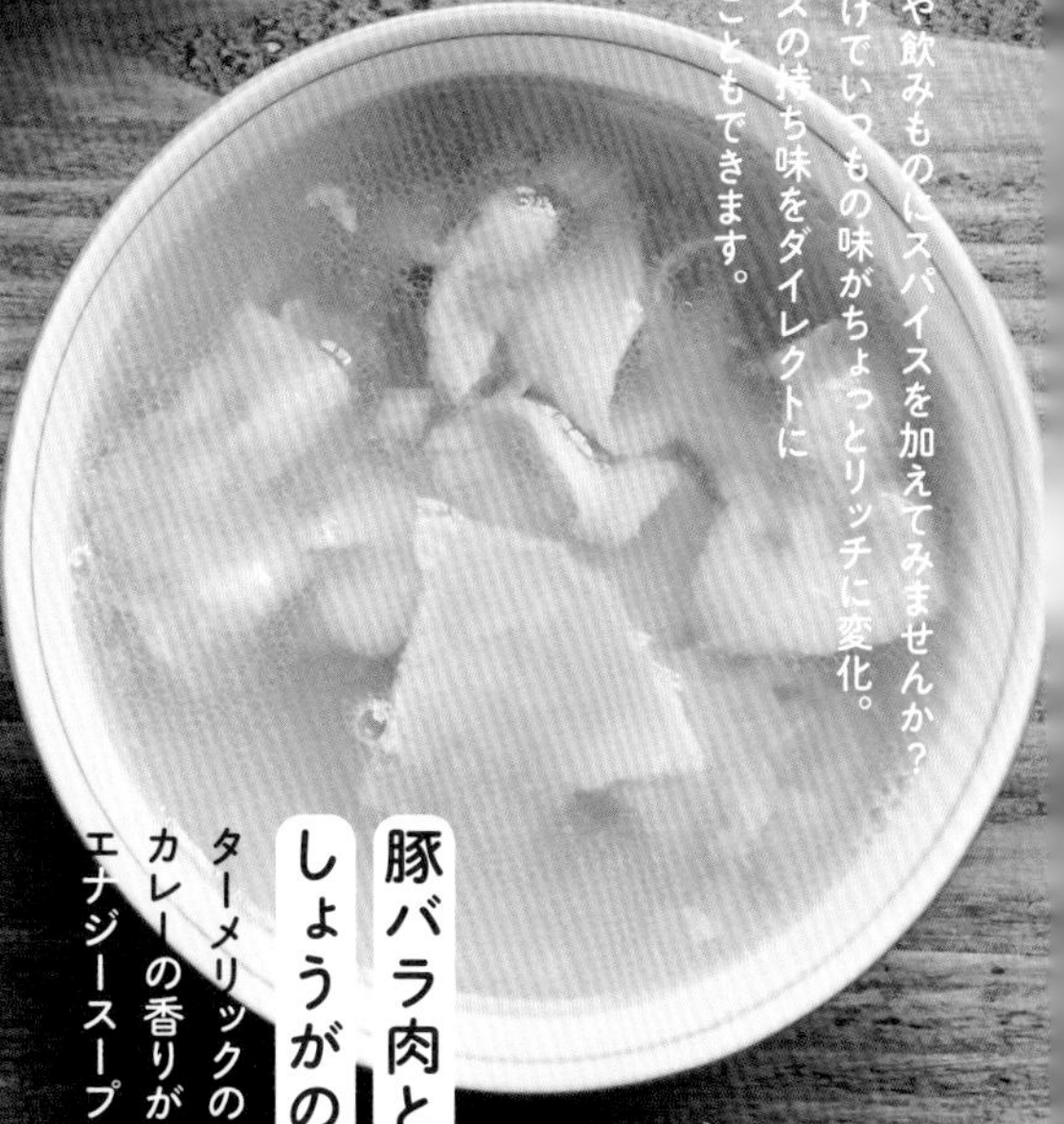

材料 2人分

豚バラ肉（3〜4cm長さに切る）…50g
しょうが（薄切り）……2枚分
長ねぎ（みじん切り）……5cm分
ターメリック（パウダー）、塩…各小さじ1/8
水……250mℓ
油……小さじ1

作り方

1 鍋に油を熱し、水、塩以外の材料を入れ、弱火で1〜2分炒める。

2 香りが出てきたら水を加え、中火で5分ほど煮て、塩で味をととのえる。

むくみ

足や顔がむくむのは、塩分のとりすぎかも!?
塩分控えめでもおいしく食べられるスパイスカレーは、
そもそもがむくみの救世主。スパイスや食材プラスで、さらに効果を狙って。

+1効能スパイス

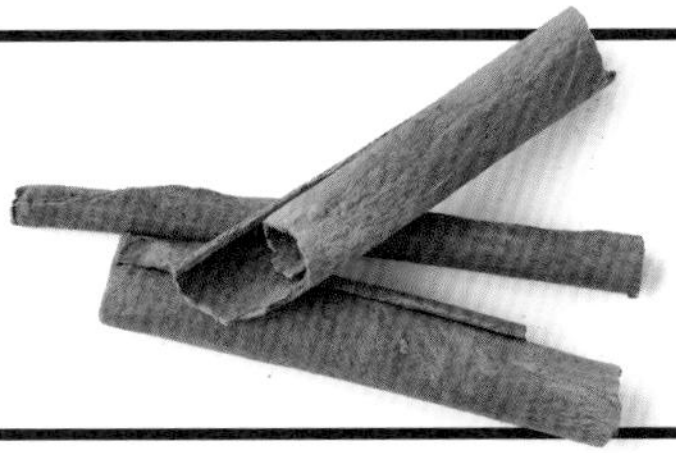

Cinnamon

シナモン

特徴　深みのある甘い香り
別名　肉桂《にっけい》、ニッキ、桂皮《けいひ》
科名　クスノキ科
部位　樹皮

シナモンには、カリウムが多く含まれ、利尿効果があることから、むくみに効果を発揮するといわれます。シナモンは大きく分けて2種類。スリランカ原産のセイロンシナモン（よく見かける巻かれたシナモンスティック）と中国やインド原産のカシア。カシアのほうが強い甘い香りを持つため、カレーにはこちらがおすすめ（本書でもカシアを使用）。カシアはセイロンシナモンより抗酸化物質「クマリン」を多く含んでいますが、「クマリン」は肝障害を持っている人の場合、過剰摂取に注意が必要です。

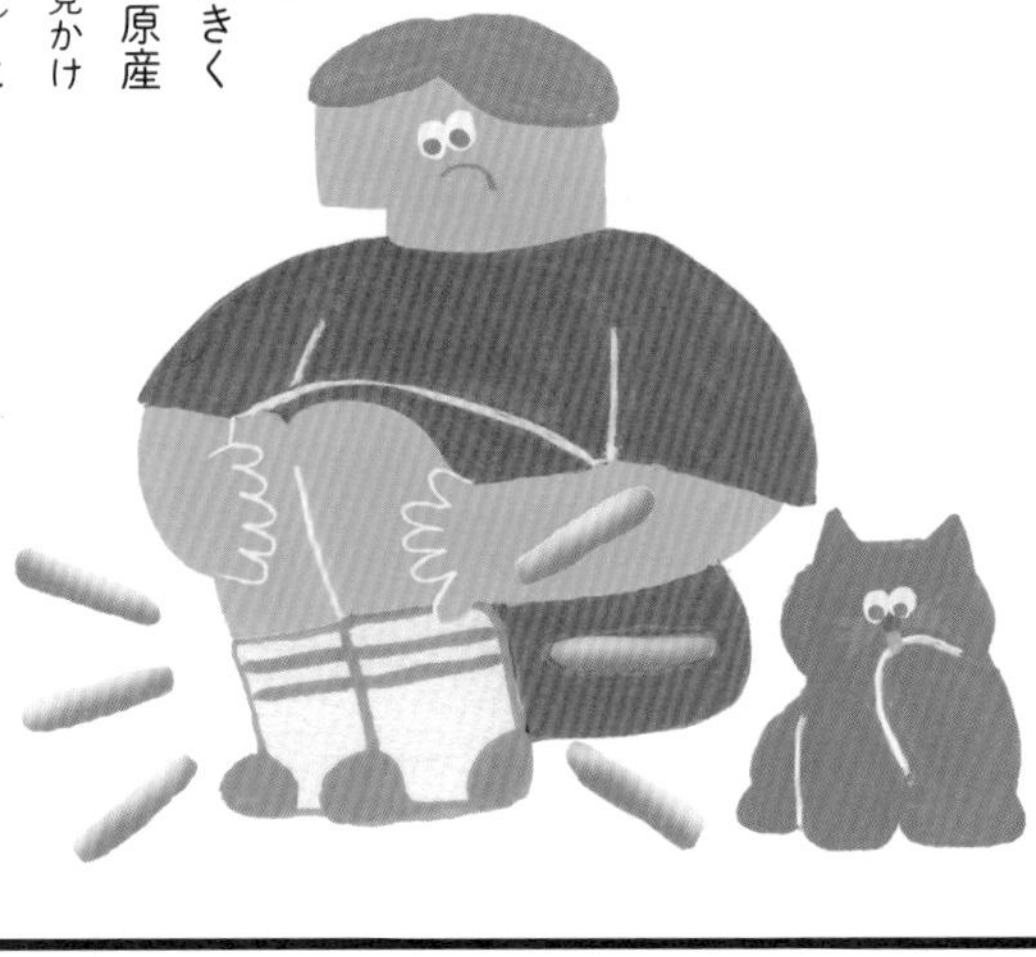

シナモンの火入れポイント

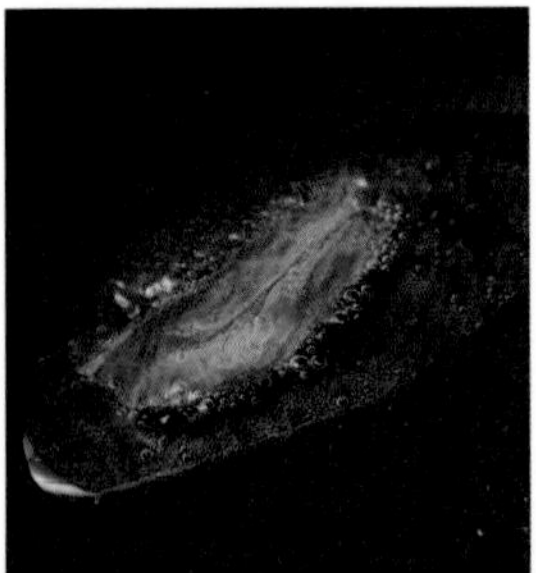

油がつかるようにして、強火にかけ、泡が出てきて香りが出てくるまで加熱。

むくみに おすすめの食材

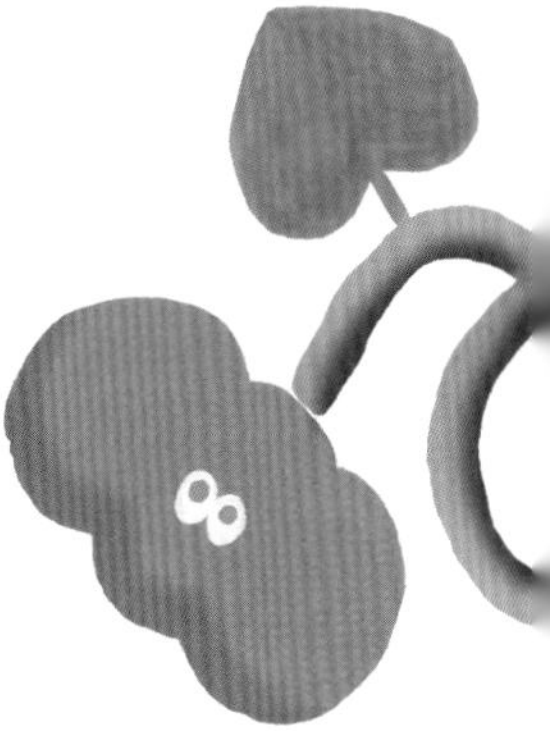

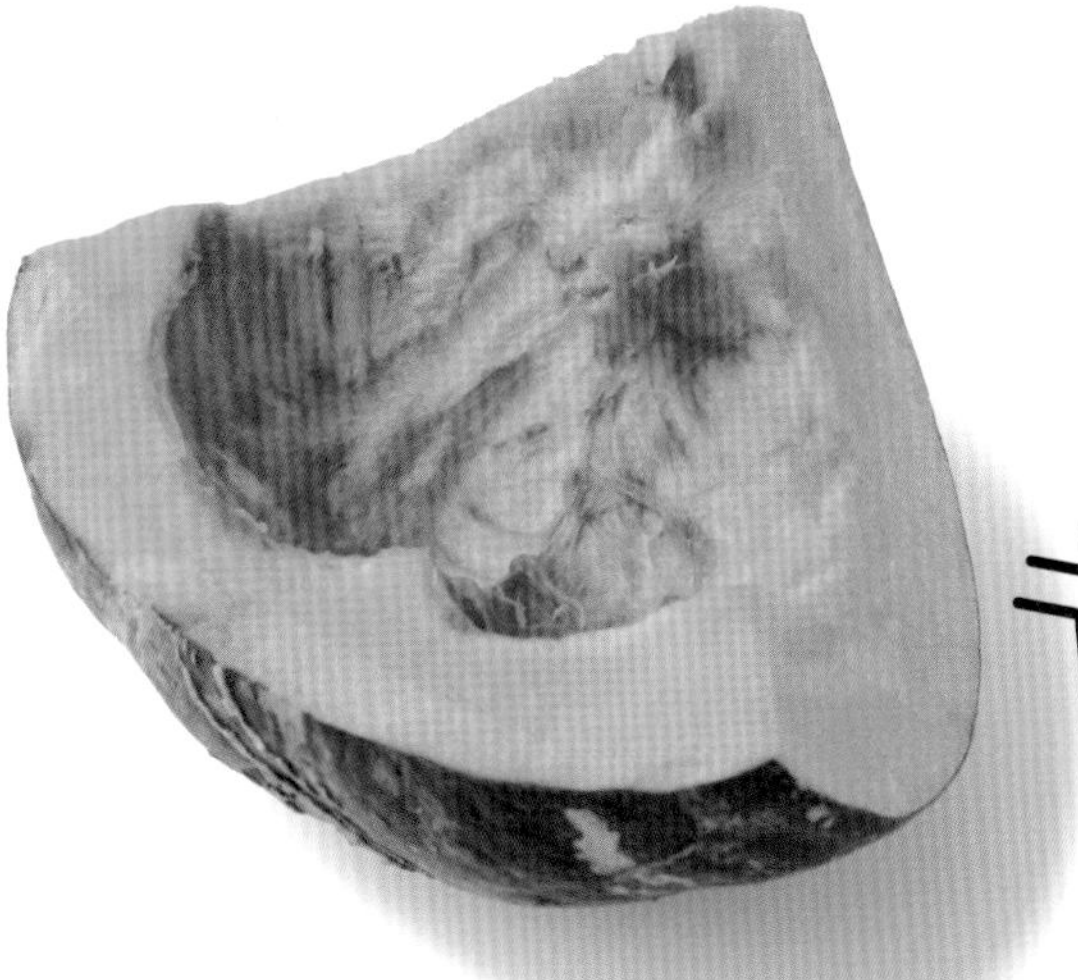

かぼちゃ

体内のナトリウムとのバランスをとり、むくみを改善する働きのあるカリウムを多く含む。血行を促進し、余分な水分や老廃物を排出するビタミンEも豊富。

あさり

貝類には利尿作用があり、ナトリウムを排泄する作用のあるカリウムを含む。不足するとむくみを生じやすくする、カルシウムやマグネシウムなどのミネラルも豊富。

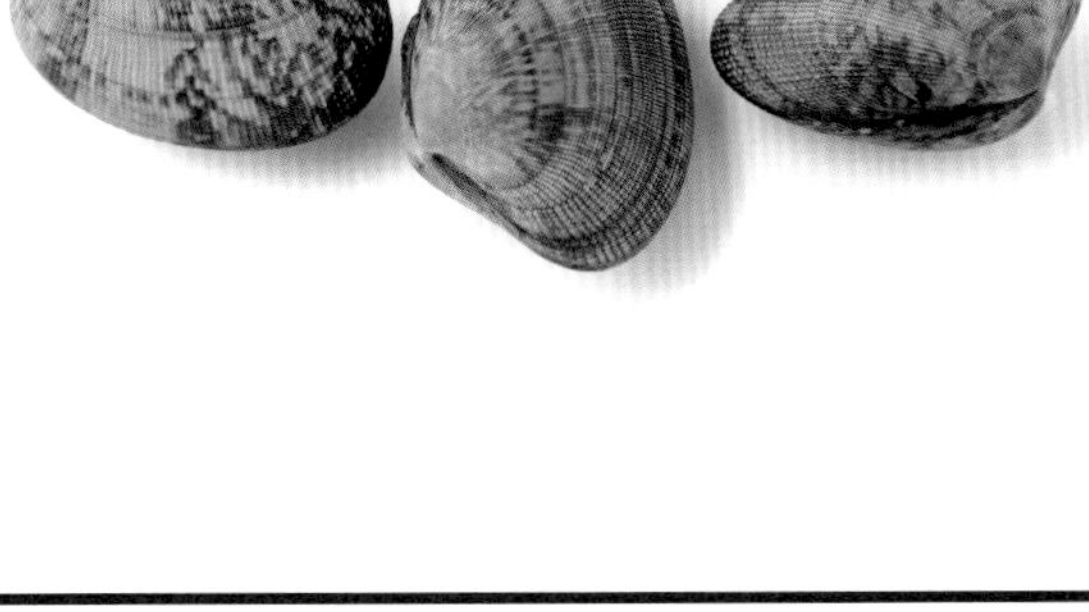

かぼちゃカレー

かぼちゃとシナモンの黄金コンビ。

ココナッツミルクの甘い香りがエキゾチック

材料 2人分

具材	かぼちゃ（一口大に切る）	1/6個（300g）
効能スパイス	シナモン（ホール）	1本（5cm）
グレイビー	にんにく、しょうが（各みじん切り）	各1かけ
	玉ねぎ（薄切り）	1/4個
	トマト（ざく切り）	1/4個
	ターメリック（パウダー）	小さじ1/2
	クミン（パウダー）	小さじ2
	コリアンダー（パウダー）	小さじ1
	塩	小さじ1
水分	水	100mℓ
	ココナッツミルク	150mℓ
	砂糖	小さじ1
	油	大さじ1

作り方

1. フライパンに油、シナモンを入れて強火にかけ、泡が出てきて香りが出るまで熱する（p.74）。
2. にんにく、しょうが、玉ねぎを加え、薄茶色になるまで3分ほど炒める（p.18〜19）。
3. トマトを加え、水分がなくなりペースト状になるまで中火で2分ほど炒める（p.20）。
4. ターメリック、クミン、コリアンダー、塩を加え、弱火で1分ほど炒める。
5. かぼちゃ、水を加え、ふたをして弱火で10分ほど煮る。ココナッツミルク、砂糖を加え、かぼちゃを少しくずしてとろみをつける。味をみて、物足りなければ塩少々（分量外）でととのえる。

おいしさのツボ

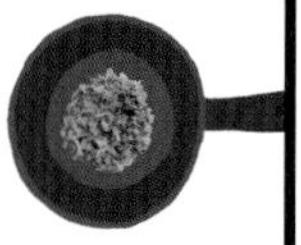

薄切り
&
浅く炒める

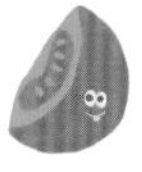

1/4個

Memo

かぼちゃの甘みがパンとよく合う。残ったココナッツミルクの保存はp.108参照。

あったら、このスパイスも使おう！

* カルダモン（ホール、2個）1で加える
* クミン（ホール、小さじ½）1で加える

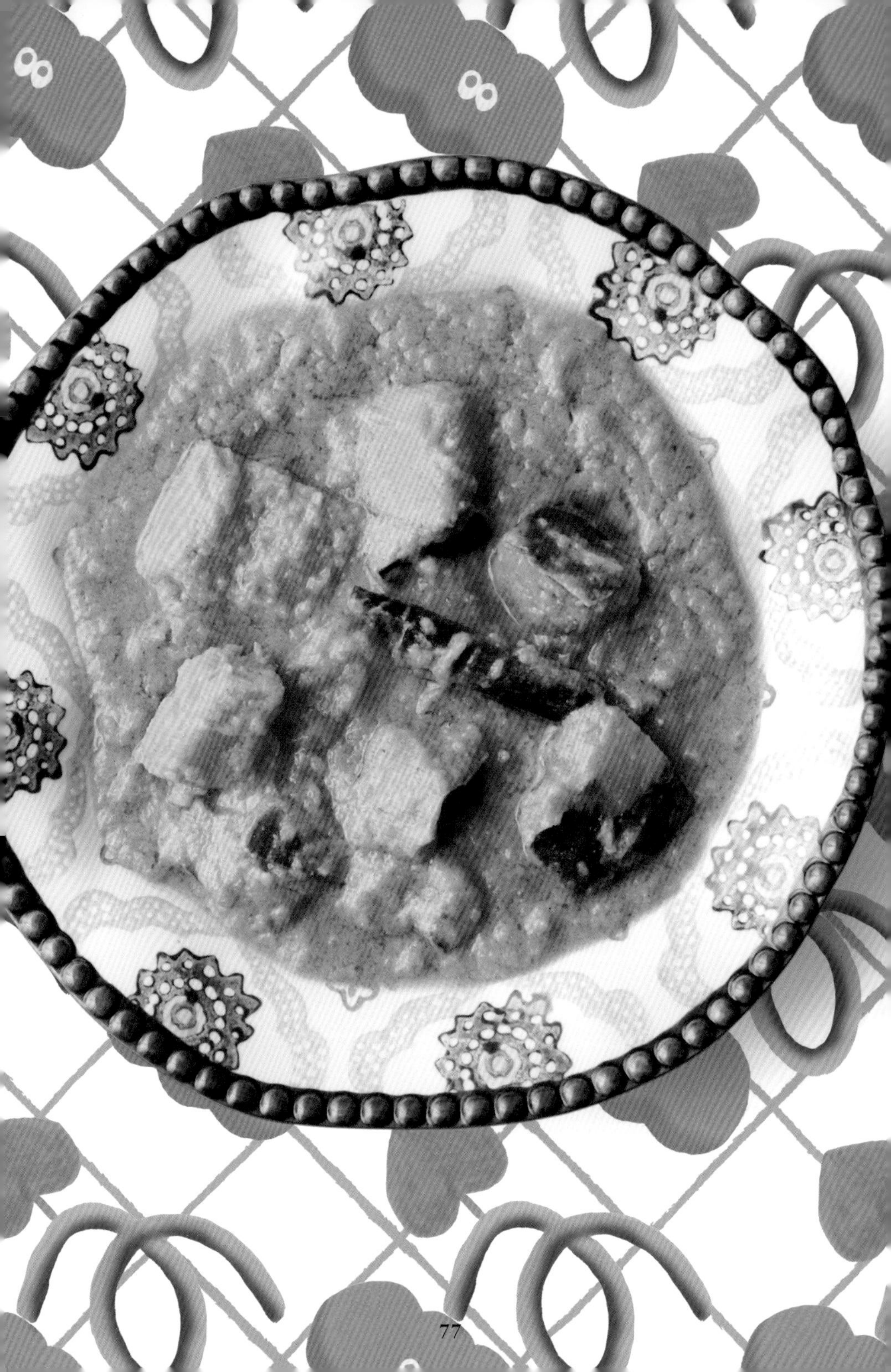

深みのあるあさりのだしに
生クリームが加わった、まろやかな大人味

あさりカレー

材料 2人分

具材	あさり（砂出し済み、殻をこすり合わせて洗う）	20個
効能スパイス	シナモン（ホール）	1本（5㎝）
グレイビー	にんにく、しょうが（各みじん切り）	各1かけ
	玉ねぎ（薄切り）	1個
	トマト（ざく切り）	1/2個
	ターメリック（パウダー）	小さじ1
	クミン（パウダー）	小さじ1
	コリアンダー（パウダー）	小さじ1
	塩	小さじ1/2
水分	水	50㎖
	生クリーム	100㎖
	油	大さじ1

作り方

1 フライパンに油、シナモンを入れて強火にかけ、泡が出てきて香りが出るまで熱する（p.74）。

2 にんにく、しょうが、玉ねぎを加え、こげ茶色になるまで5分ほど炒める（p.18〜19）。

3 トマトを加え、水分がなくなりペースト状になるまで中火で2分ほど炒める（p.20）。

4 ターメリック、クミン、コリアンダー、塩を加え、弱火で1分ほど炒める。

5 あさり、水を加え、ふたをして中火で2分ほど煮る。生クリームを加え、味をみて、物足りなければ塩少々（分量外）でととのえる。

おいしさのツボ

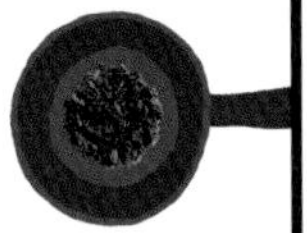

薄切り
&
深く炒める

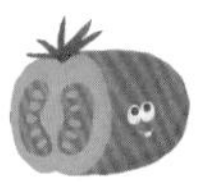

1/2個

Memo

あさりは冷凍でもむき身でも。ホタテやシーフードミックスを使ってもおいしい。あれば、パクチーを添えても。

あったら、このスパイスも使おう！

* カルダモン（ホール、2個）1で加える
* クローブ（ホール、2個）1で加える
* チリペッパー（パウダー、小さじ¼）4で加える
* ブラックペッパー（パウダー、小さじ¼）4で加える

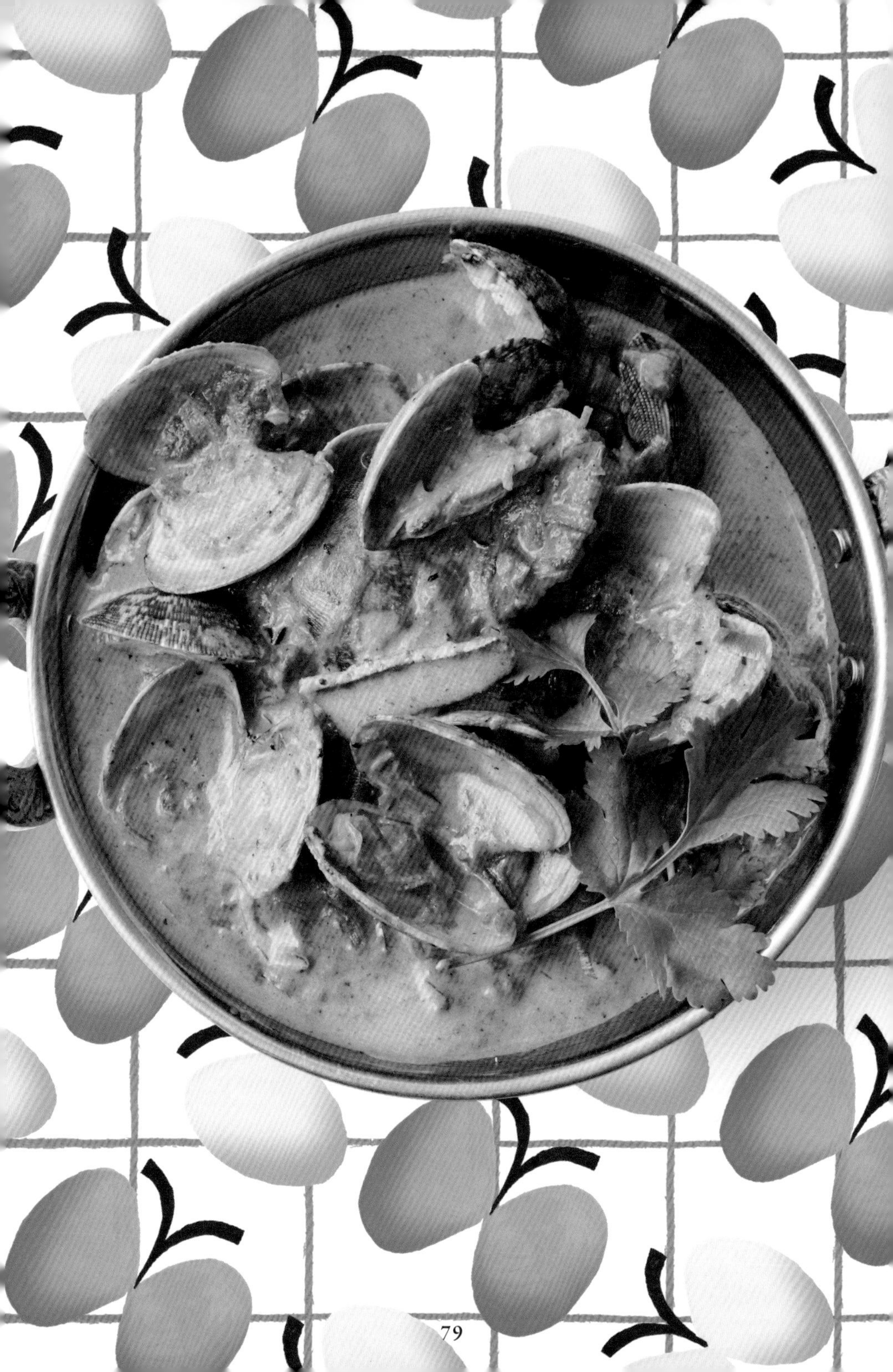

食欲不振

食欲不振の原因は体調不良や疲れなどさまざまですが、
長引くと免疫力低下を引き起こすことも。
刺激的な香りや酸味が食欲アップにお役立ち。

＋1 効能スパイス

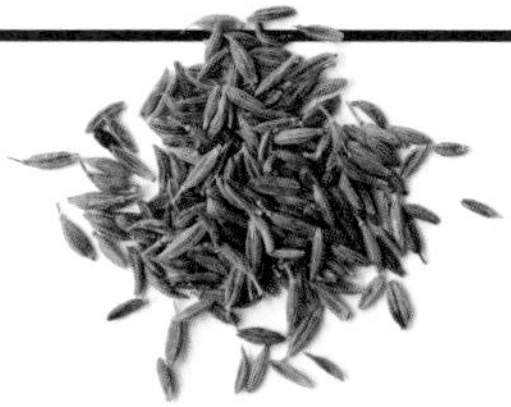

Cumin

クミン

特徴　エスニックな香り
別名　馬芹《うまぜり》、ジーラ
科名　セリ科
部位　種子（植物学上は果実）

クミンには、食欲増進&消化促進作用があるといわれています（13ページ参照）。パウダーとホールのダブル使いでより香りが立ち、食欲をかきたてます。クミンをホールで使う場合はそのままだと苦みがあるため、必ず熱してから加えます。カレーだけでなく、サラダなどに使うのもおすすめ。その場合は弱火でから煎りし、粗熱をとって包丁で軽く刻むと香りが立ちます。ただし、焦げると別の苦みが出るので注意が必要です。

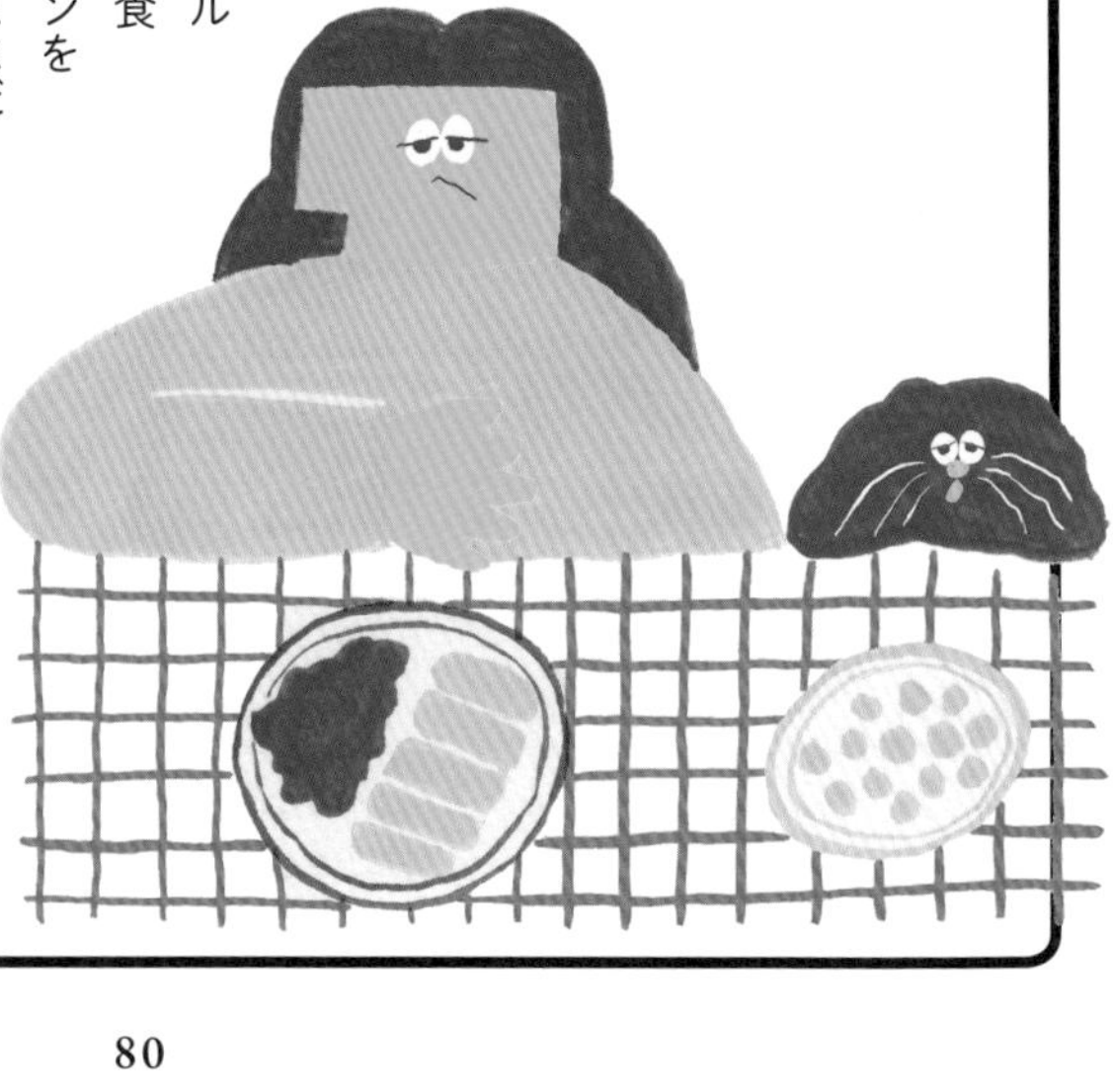

クミンシードの火入れポイント

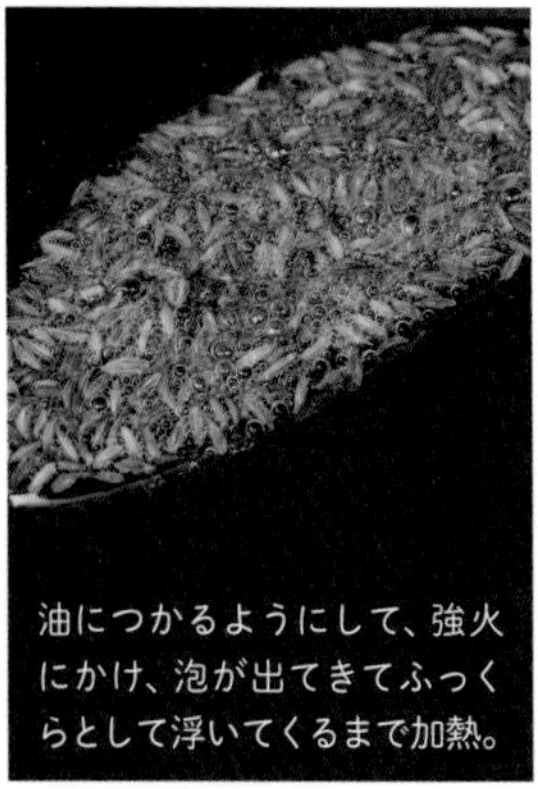

油につかるようにして、強火にかけ、泡が出てきてふっくらとして浮いてくるまで加熱。

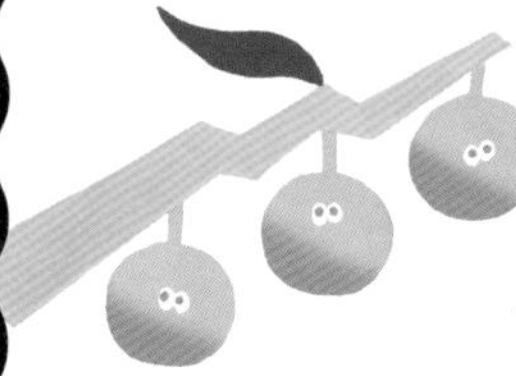

食欲不振に おすすめの食材

梅干し

昔から〝梅はその日の難のがれ〟といわれるほどの健康食品。強い酸味は、クエン酸などの有機酸によるもの。有機酸には唾液の分泌を促し、胃腸の働きを活発にするため、食欲増進に効果的。

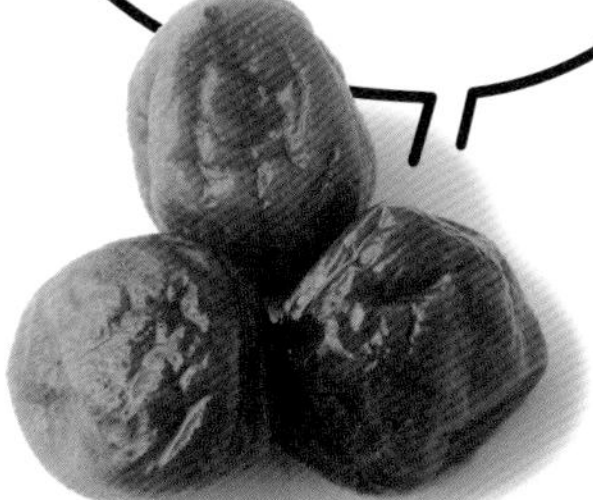

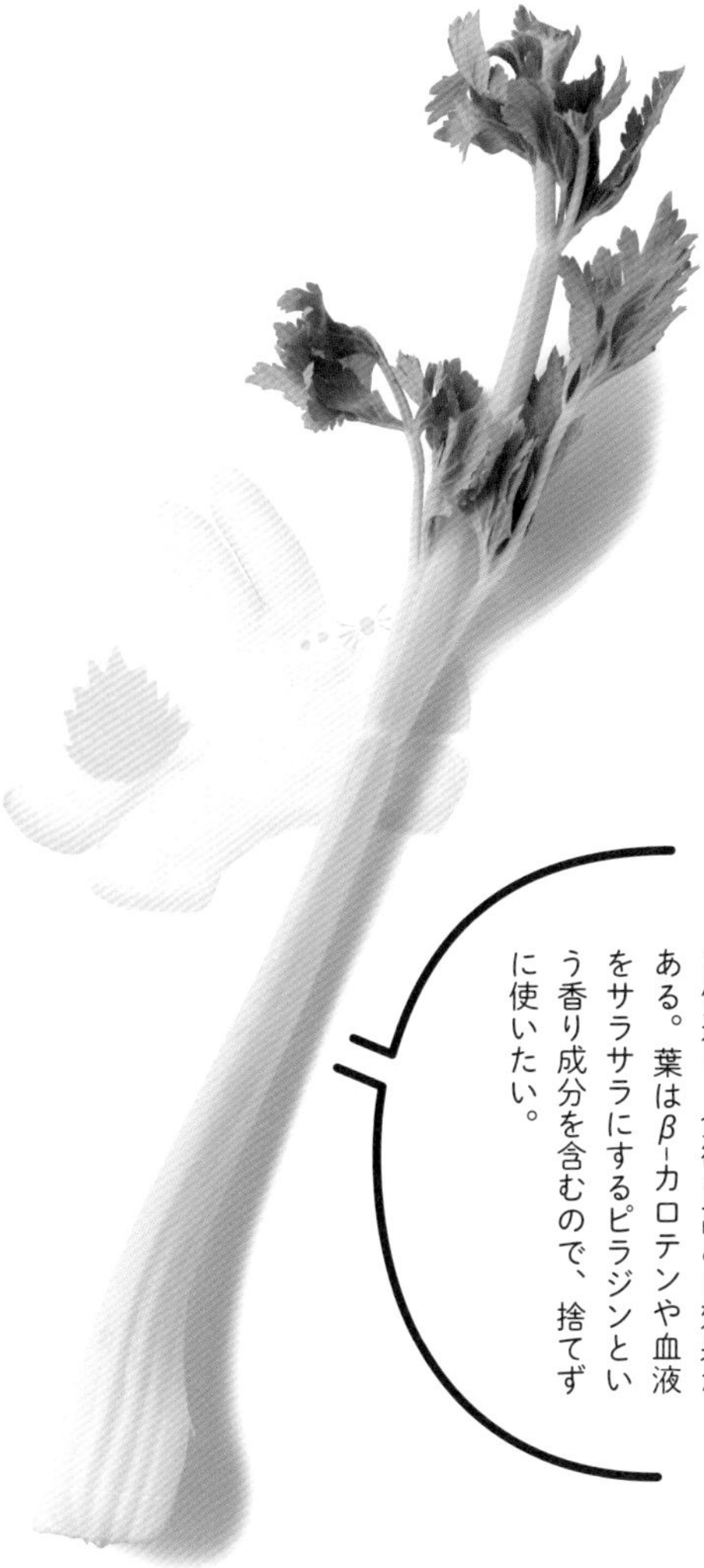

セロリ

さわやかな香りは、アピインやテルペンなどの約40種類もの香り成分によるもの。胃液の分泌を促進し、食欲を高める効果がある。葉はβ-カロテンや血液をサラサラにするピラジンという香り成分を含むので、捨てずに使いたい。

梅干しの酸味とうまみのおかげで、
複雑かつあっさり味のカレーが出来上がり

梅干しと豚肉のカレー

材料 2人分

具材	豚バラ薄切り肉（食べやすく切る）	300g
	梅干し（種を除き、刻む）	25g
効能スパイス	クミン（ホール）	小さじ1
グレイビー	にんにく（みじん切り）	2かけ
	しょうが（みじん切り）	1かけ
	玉ねぎ（薄切り）	1個
	ターメリック（パウダー）	小さじ1/2
	クミン（パウダー）	小さじ2
	コリアンダー（パウダー）	小さじ1
水分	水	150㎖
	油	大さじ1

作り方

1 フライパンに油、クミン（ホール）を入れ強火にかけ、泡が出てきて浮いてくるまで熱する（p.80）。

2 にんにく、しょうが、玉ねぎを加え、薄茶色になるまで3分ほど炒める（p.18〜19）。

3 ターメリック、クミン、コリアンダーを加え、弱火で1分ほど炒める。

4 豚肉を加えて1分ほど軽く炒め、梅干し、水を加えて弱火で5分ほど煮る。味をみて、物足りなければ塩少々（分量外）でととのえる。

おいしさのツボ

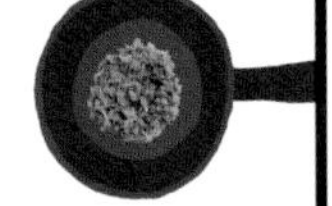

薄切り
&
浅く炒める

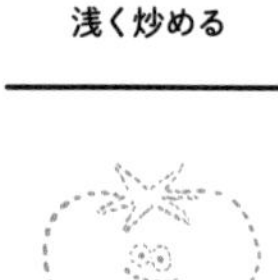

なし

Memo

インドのタマリンドという甘酸っぱい果実の代わりに梅干しを使用。写真のごはんはターメリックライス（p.92）。あれば、パクチーを添えても。

あったら、このスパイスも使おう！

* カルダモン（ホール、2個）1で加える
* チリペッパー（パウダー、小さじ¼）3で加える
* ブラックペッパー（パウダー、小さじ¼）3で加える

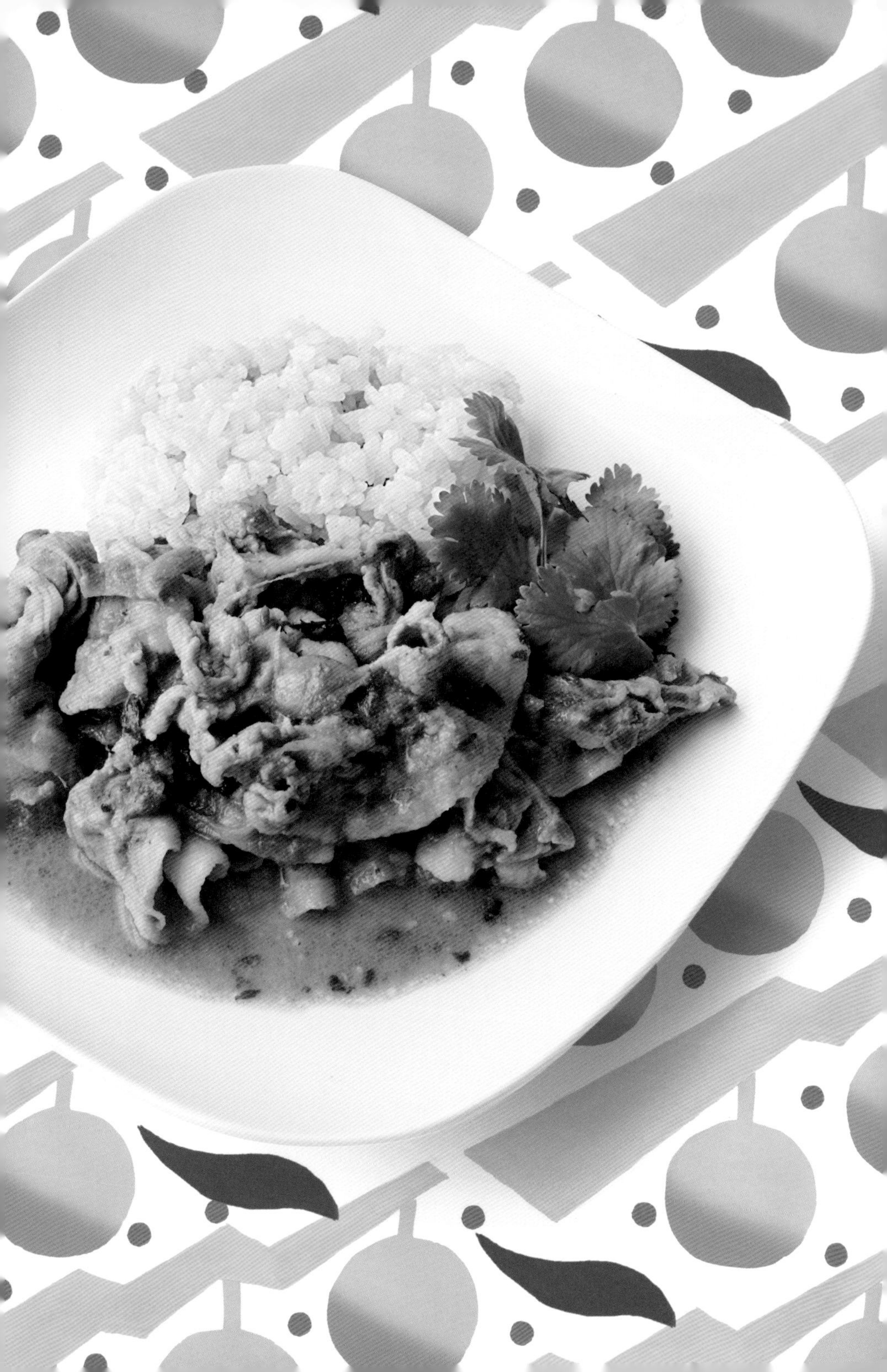

セロリと手羽元のカレー

セロリのさわやかな香りと食感が決め手。
骨つき肉ならではのうまみもたっぷり

材料 2人分

具材	鶏手羽元	6本
	セロリ（茎は斜め薄切り、葉は長いまま）	1本
効能スパイス	クミン（ホール）	小さじ1/2
グレイビー	にんにく、しょうが（各みじん切り）	各1かけ
	玉ねぎ（薄切り）	1個
	トマト（ざく切り）	1/2個
	ターメリック（パウダー）	小さじ1/2
	クミン（パウダー）	小さじ2
	コリアンダー（パウダー）	小さじ1
	塩	小さじ1
水分	水	150mℓ
	ヨーグルト（無糖）	大さじ1
	油	大さじ1

作り方

1 フライパンに油、クミン（ホール）を入れて強火にかけ、泡が出てきて浮いてくるまで熱する（p.80）。

2 にんにく、しょうが、玉ねぎを加え、薄茶色になるまで3分ほど炒める（p.18〜19）。

3 トマトを加え、水分がなくなりペースト状になるまで中火で2分ほど炒める（p.20）。

4 ターメリック、クミン、コリアンダー、塩を加え、弱火で1分ほど炒める。

5 手羽元を加え、中火で表面を焼きつけるように炒める。水を加え、煮立ったらふたをして弱火で15分ほど煮る。セロリを加えて1分煮て、よく混ぜたヨーグルトを加えてひと煮立ちさせ火を止める。味をみて、物足りなければ塩少々（分量外）でととのえる。

Memo

ヨーグルトはよく混ぜてから加えないとダマになるので注意。また、加熱しすぎもダマの原因に。

あったら、このスパイスも使おう！

* フェンネル（ホール、小さじ½）1で加える
* チリペッパー（パウダー、小さじ¼）4で加える
* ブラックペッパー（パウダー、小さじ¼）4で加える

おいしさのツボ

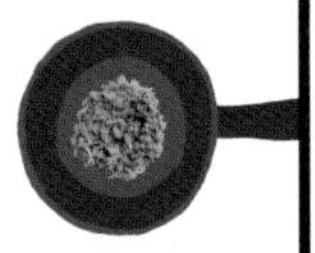

薄切り
&
浅く炒める

1/2個

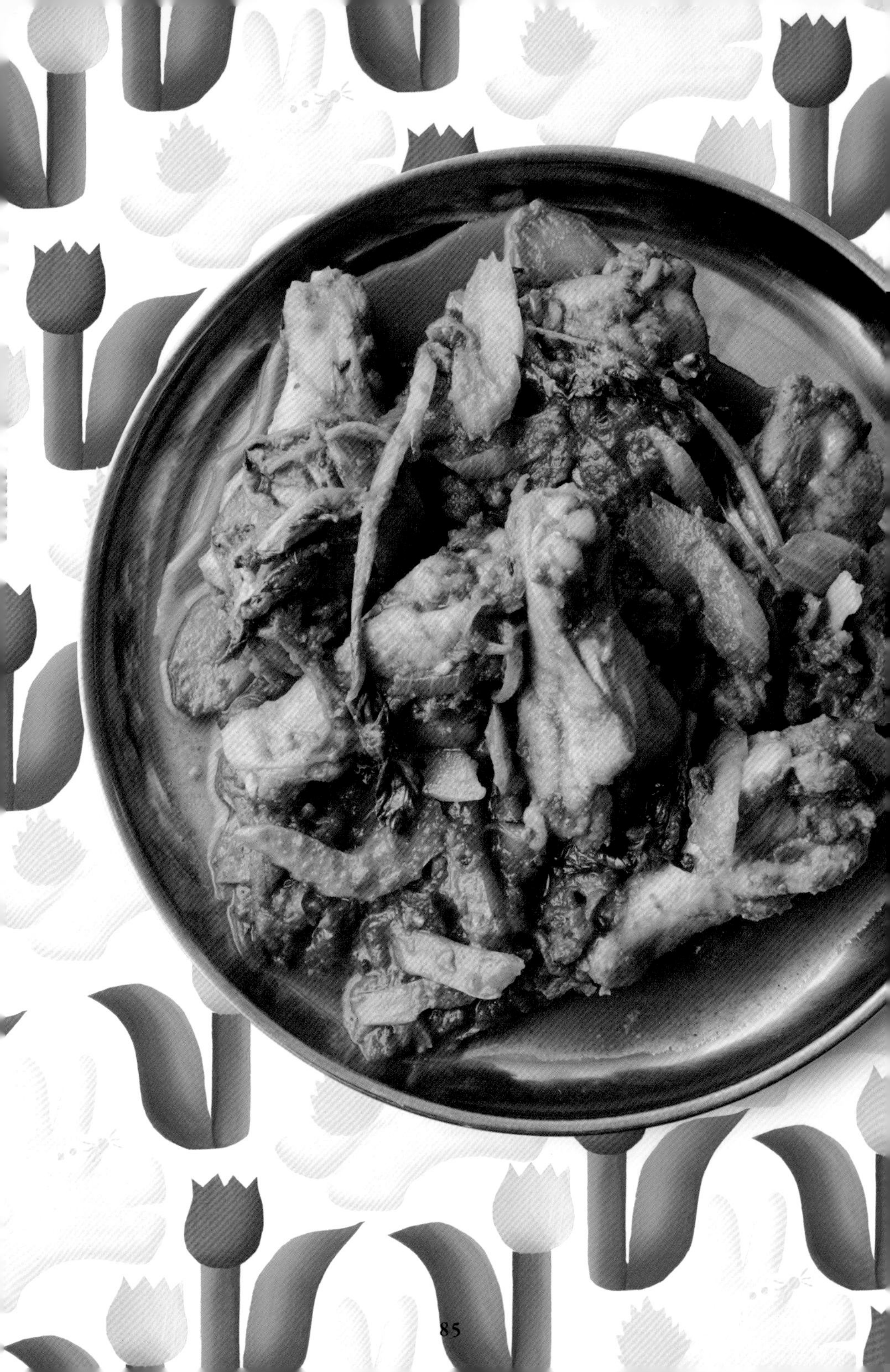

風邪

風邪をひきやすい人は、普段から免疫力と粘膜の強化を心がけたいもの。
ゾクゾクッと寒気がしたときには、
スパイスカレーを食べて即寝るに限ります。

+1 効能スパイス

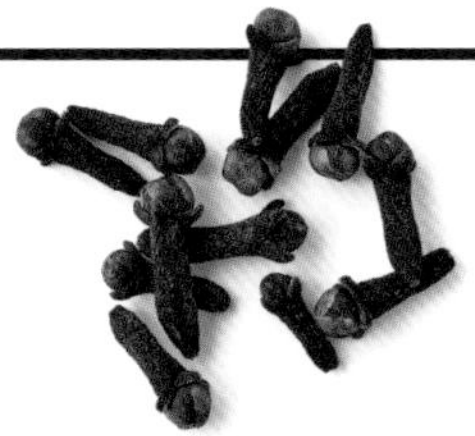

Clove

クローブ

特徴　ツンと刺激的な香り

別名　丁子《ちょうじ》、丁香《ちょうこう》、百里香《ひゃくりこう》

科名　フトモモ科

部位　つぼみ

クローブは花が咲く前のつぼみを収穫して乾燥させた、スパイスの中でも珍しいタイプ。甘い香りとツンと刺激的な香りの両方を持ち合わせます。その独特な芳香成分の「オイゲノール」は感染症菌の繁殖を防ぐ作用が高く、鎮痛と抗菌にも効果があるといわれるため、風邪のときにおすすめ。古くは魔よけや虫歯の詰め物として使われ、中世ヨーロッパでペストが大流行した際には医師がマスクの中に詰めるなど重要な役割を果たしてきました。カレーのほか、フルーツとの相性も◎。

クローブの火入れポイント

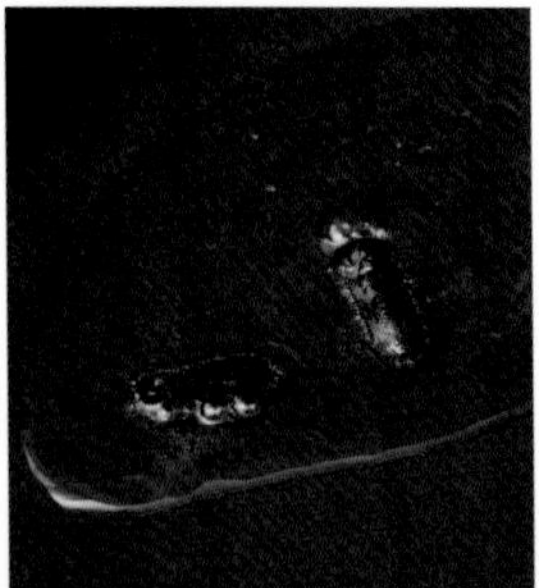

油につかるようにして、強火にかけ、ひと回りくらい大きく膨らむまで加熱。

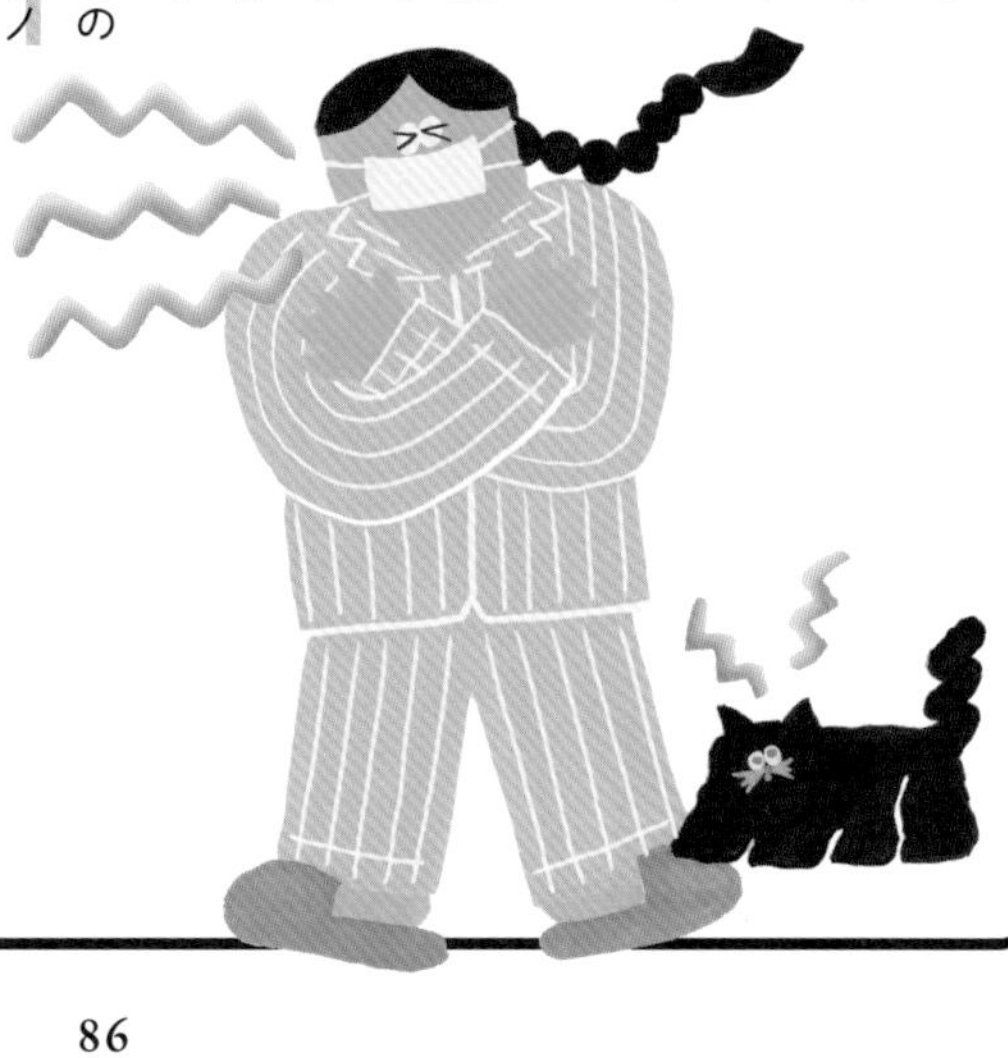

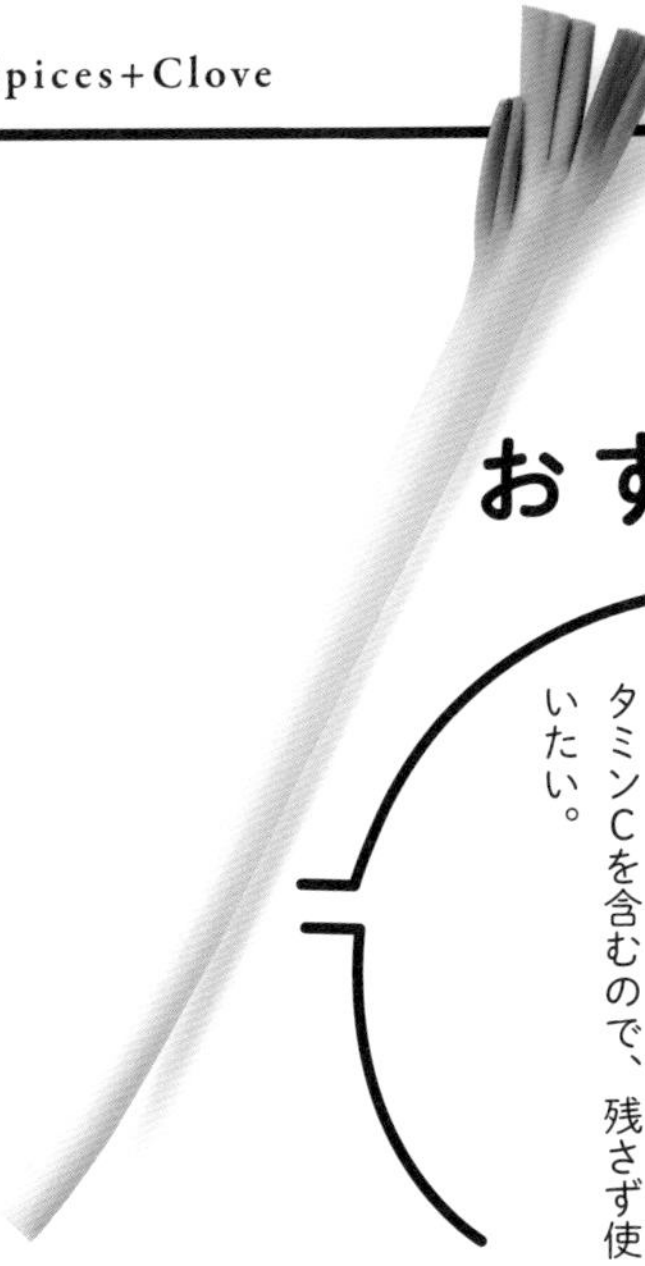

風邪に おすすめの食材

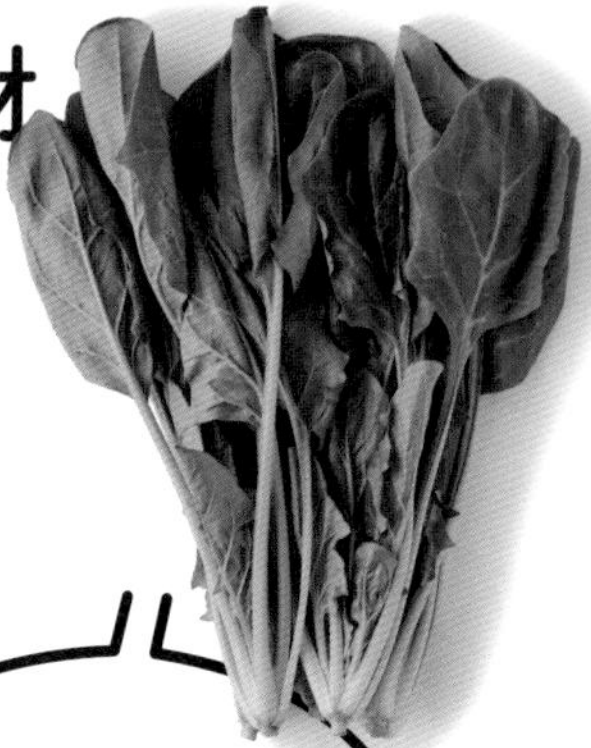

長ねぎ

特有の強い香りは硫化アリルによるもの。体を温め、疲労回復、免疫力を高める働きがある。緑色の部分は、β-カロテンやビタミンCを含むので、残さず使いたい。

ほうれん草

粘膜を保護するβ-カロテンは野菜の中でもトップクラス。免疫力を高めるビタミンCも豊富で、β-カロテンとの相乗効果に期待。

じゃがいも

ビタミンCが豊富。しかも、でんぷんにガードされているため、加熱しても損失が少ないのが特徴。体力を消耗しがちな風邪のときのエネルギー補給にもなる。

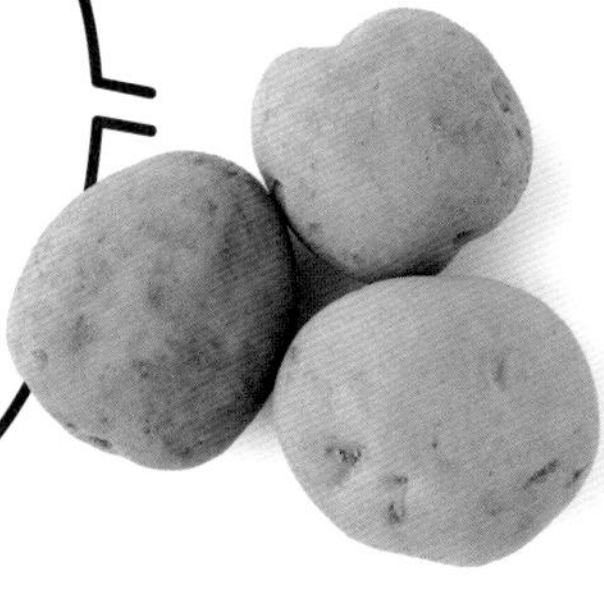

豆腐

必須アミノ酸であるリジン、フェニルアラニン、トリプトファンなどをバランスよく含む、良質なたんぱく質の宝庫。つるりとした食べやすい食感のため、具合が悪いときにも役に立つ。

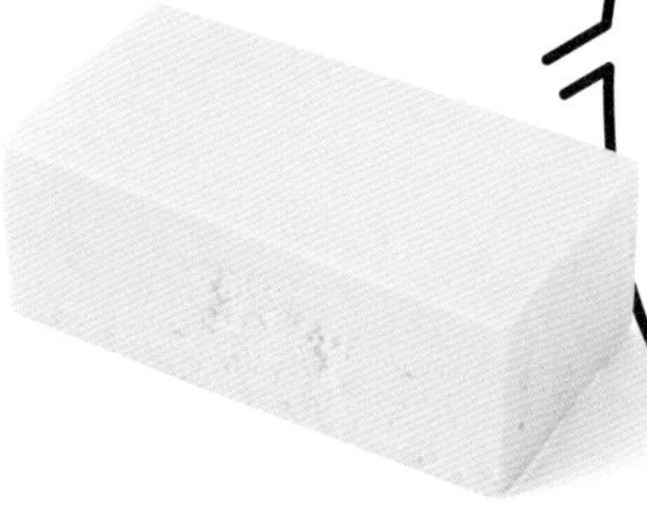

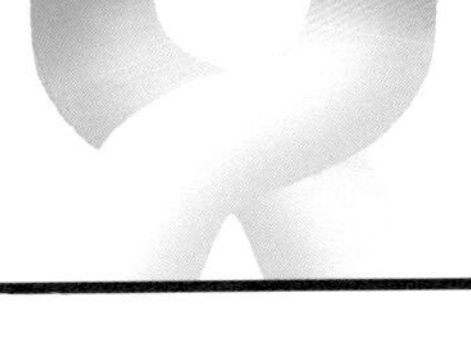

バターの甘い香りで炒めたら、
栄養満点なほうれん草がもりもり食べられる！

ほうれん草ポテトカレー

材料 2人分

具材	ほうれん草（3cm長さのざく切り）	1束（250g）
	じゃがいも（1.5cmの角切り）	2個
効能スパイス	クローブ（ホール）	2個
グレイビー	にんにく（みじん切り）	3かけ
	しょうが（みじん切り）	1かけ
	玉ねぎ（薄切り）	1個
	トマト（ざく切り）	1/2個
	ターメリック（パウダー）	小さじ1
	クミン（パウダー）	小さじ1
	コリアンダー（パウダー）	小さじ1
	塩	小さじ1
	バター	15g

作り方

1 フライパンにバターを溶かし、クローブを入れて強火にかけ、ひと回り大きく膨らむまで熱する（p.86）。

2 にんにく、しょうが、玉ねぎを加え、薄茶色になるまで3分ほど炒める（p.18〜19）。

3 トマトを加え、水分がなくなりペースト状になるまで中火で2分ほど炒める（p.20）。

4 ターメリック、クミン、コリアンダー、塩を加え、弱火で1分ほど炒める。

5 じゃがいもを加え、やわらかくなるまで中火で3分ほど炒める。ほうれん草を加え、2分ほど炒め合わせる。味をみて、物足りなければ塩少々（分量外）でととのえる。

おいしさのツボ

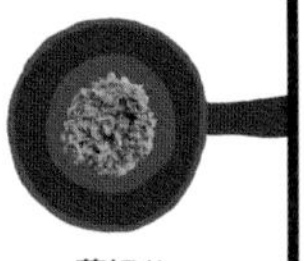

薄切り
&
浅く炒める

1/2個

Memo

にんにくは長ねぎと同じ硫化アリルを含み、抗菌作用があるので、多めに使おう。

あったら、このスパイスも使おう！

* クミン（ホール、小さじ½）**1**で加える
* チリペッパー（パウダー、小さじ¼）**4**で加える
* ブラックペッパー（パウダー、小さじ¼）**4**で加える

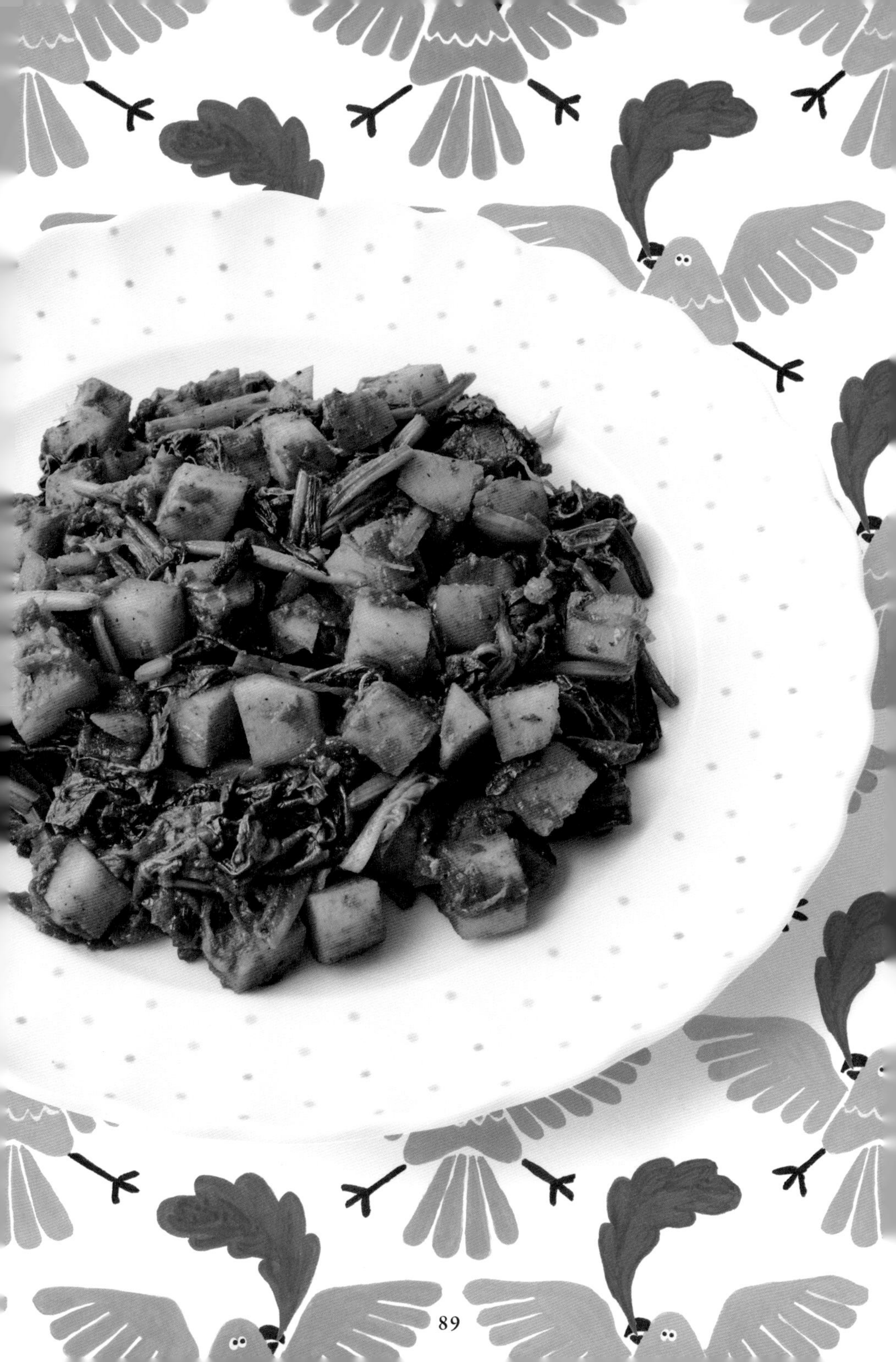

長ねぎと豆腐のカレー

玉ねぎなしですぐに作れる、さらりとしたスープ仕立てのやさしい味わい

材料 2人分

具材	長ねぎ（厚めの斜め切り）	1本
	豆腐（食べやすく切る）	1/2丁（175g）
	卵	1個
効能スパイス	クローブ（ホール）	2個
グレイビー	にんにく、しょうが（各すりおろす）	各1かけ
	ターメリック（パウダー）	小さじ1/4
	クミン（パウダー）	小さじ1/2
	コリアンダー（パウダー）	小さじ1/2
	塩	小さじ1/2
水分	水	300mℓ
	油	大さじ1

作り方

1 フライパンに油、クローブを入れて強火にかけ、ひと回り大きく膨らむまで熱する（p.86）。

2 にんにく、しょうがを加え、軽く炒める。長ねぎ、ターメリック、クミン、コリアンダー、塩を加え、弱火で1分ほど炒める。

3 水、豆腐を加え、煮立ったらふたをして弱火で10分ほど煮る。

4 卵を溶きほぐし、回し入れて火を止める。味をみて、物足りなければ塩少々（分量外）でととのえる。

おいしさのツボ

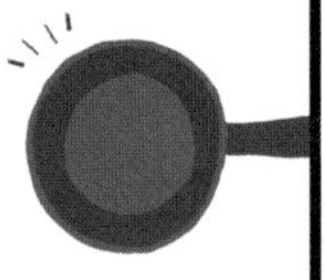

なし

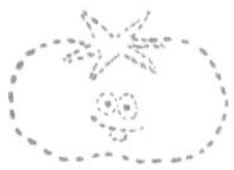

なし

Memo

風邪のときはスープタイプのカレーがさらりとして食べやすいのでおすすめ。豆腐の代わりにごはんを入れておかゆにしても。

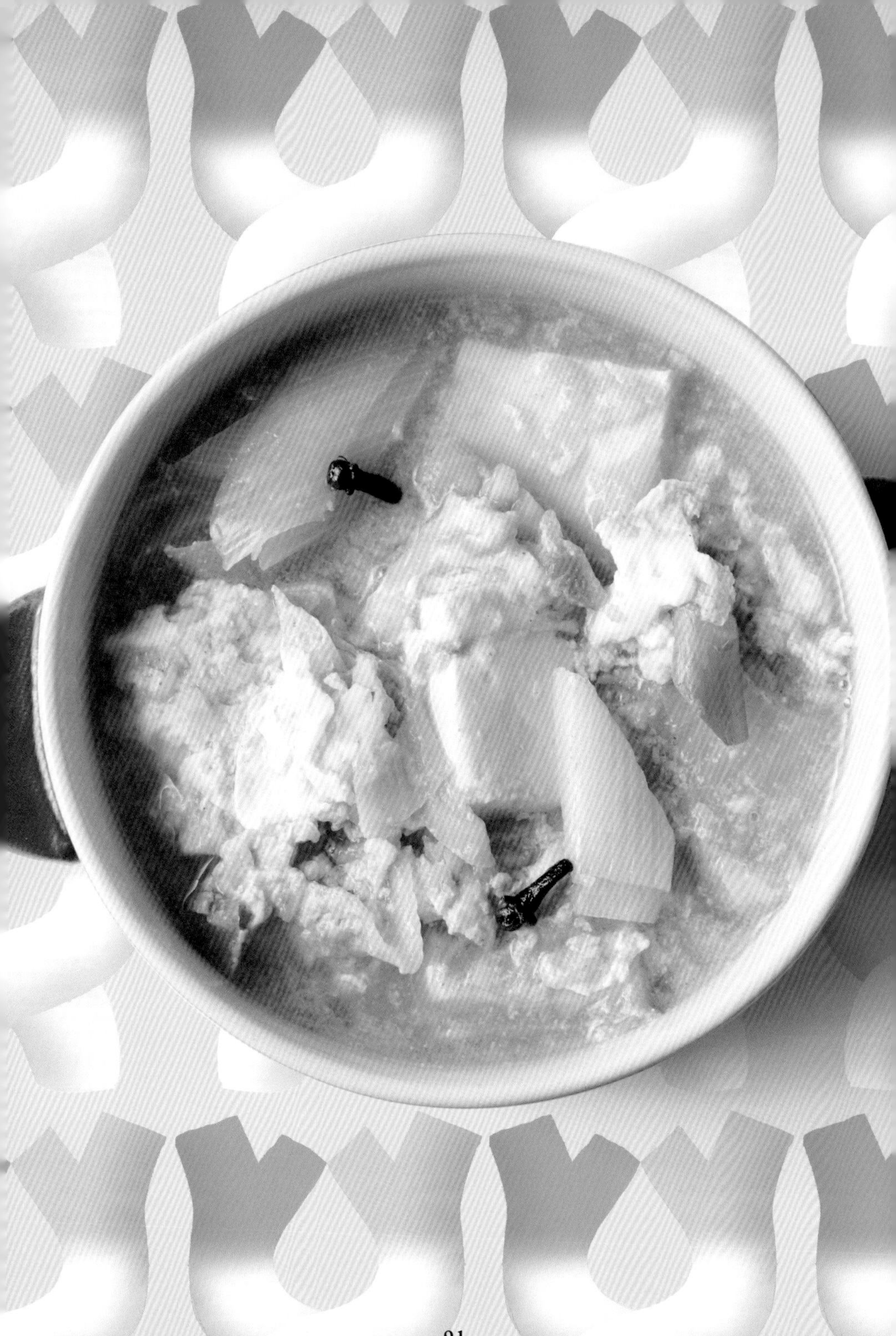

Column3

カレーに合わせるごはん

カレーに添えるのは白いごはんでも玄米でもいいけれど、インドのごはんを合わせると、より本場の気分が楽しめます。炊くときに混ぜるだけで、作り方も簡単です。

ターメリックライス

合わせたら、本格的なカレーに昇格！
鮮やかな黄色が食欲をそそります

材料 2人分

米……………………………… 2合(360㎖)
ターメリック(パウダー)……小さじ1/4

作り方 共通

1 米は洗い、ざるに上げる。バスマティライスの場合は、ざるに入れて軽くすすいでごみを除き、ざるに上げる。

2 炊飯器に**1**、スパイスを入れ、日本米の場合は、2合の線まで水を入れて混ぜ、普通に炊く。バスマティライスの場合は、水加減は米を炊くときの1.2倍ほどにする(2合なら、2合の線よりも少し多めが目安)。

＊バスマティライス…インドやネパールで食べられる、細長い米。炊くとパラパラしたごはんに。

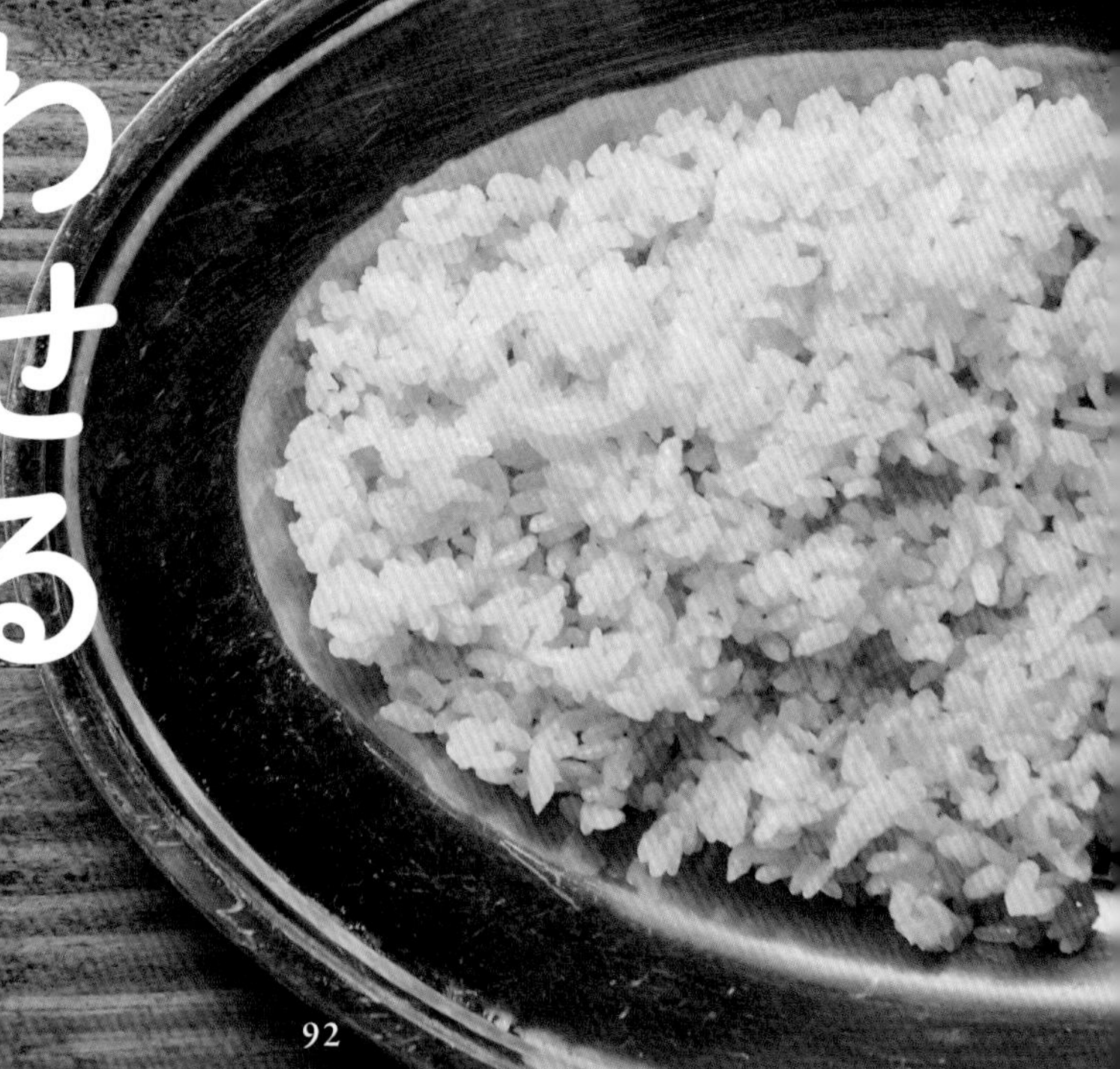

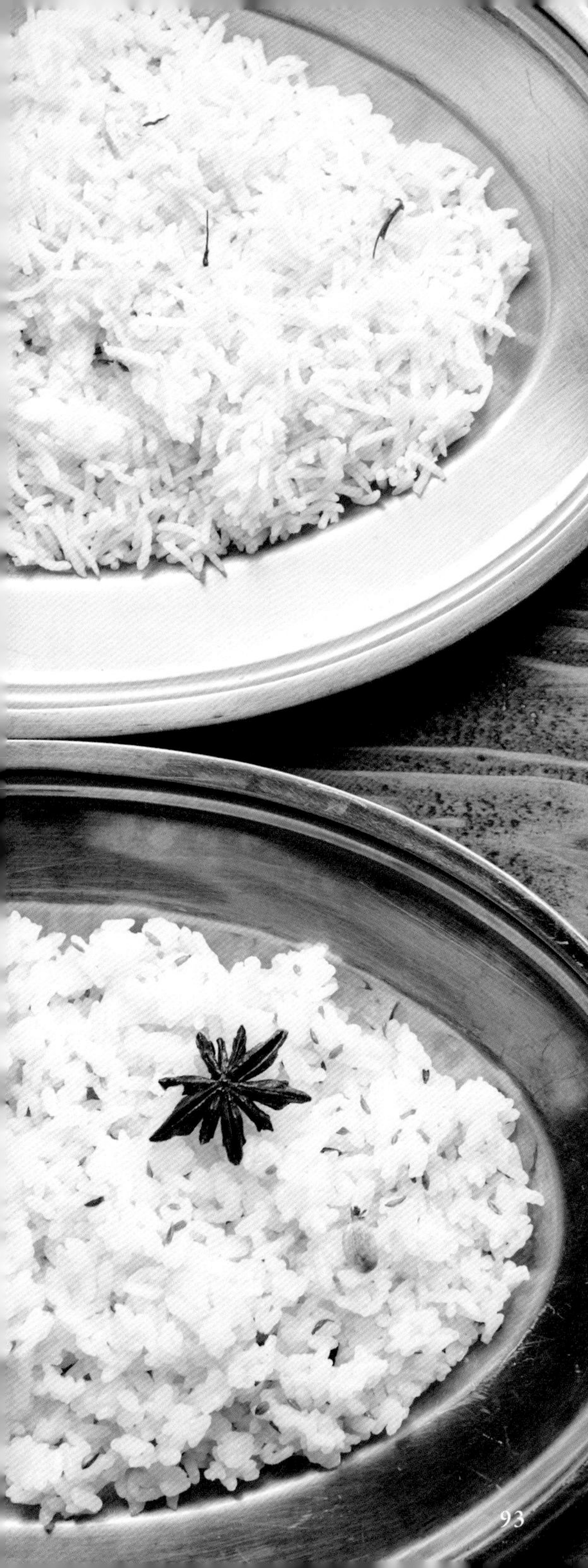

サフランライス

サフランのアロマ薫るごはん。
グラデーションorまんべんなく
色づけるかはお好みで

材料 2人分

バスマティライス……………2合（360㎖）
サフラン……………………20本

＊グラデーションに色をつけたい場合は、水加減をした米にそのままサフランを入れて炊く。全体を黄色くしたい場合は、少量の湯に砕いたサフランをつけて30分ほどおき、色をよく抽出してからつけ汁ごと米に加えて混ぜ、水加減をして炊く。

スパイスライス

好みのスパイス数種で！
炊き上がりの香りが
たまりません

材料 2人分

米……………………………2合（360㎖）
クミン（ホール）……………小さじ1
スターアニス（ホール）………1個
カルダモン（ホール）…………2個

貧血ぎみ＆生理痛

生理中だからしょうがない……。なんて諦めないで！
日ごろから意識して鉄分をチャージしていれば大丈夫。
ダイエット中や朝食を抜きがちな人にも、おすすめのスパイスカレー。

＋1 効能スパイス

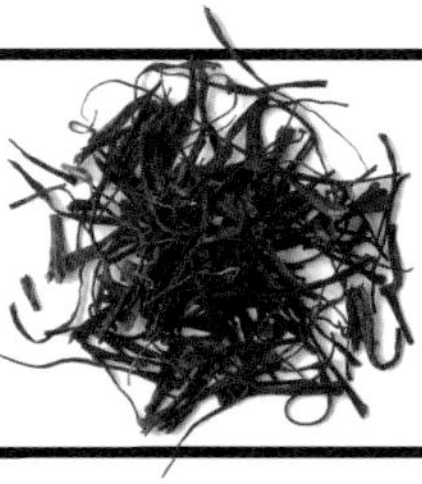

Saffron

サフラン

特徴　鮮やかな黄金色とエキゾチックな香り
別名　クロッカス、蕃紅花《ばんこうか》
科名　アヤメ科
部位　めしべ

サフランは世界で最も高価なスパイスです。サフランの花1つからたった3本しかとれないめしべが原料と聞けば、それも納得がいくはず。特徴である黄金色は「クロシン」、香りは「サフラナール」という成分で、PMS（月経前症候群）で引き起こされる不調や月経痛、うつ状態を改善するといわれています。サフランの成分は水に溶け出しやすく、摂取と吸収がされやすいので、1日数本の摂取で十分。腹痛のみならず、月経前のイライラや暴飲暴食にもおすすめ。私は牛乳に浮かべて毎朝飲んでいます（p.72）。

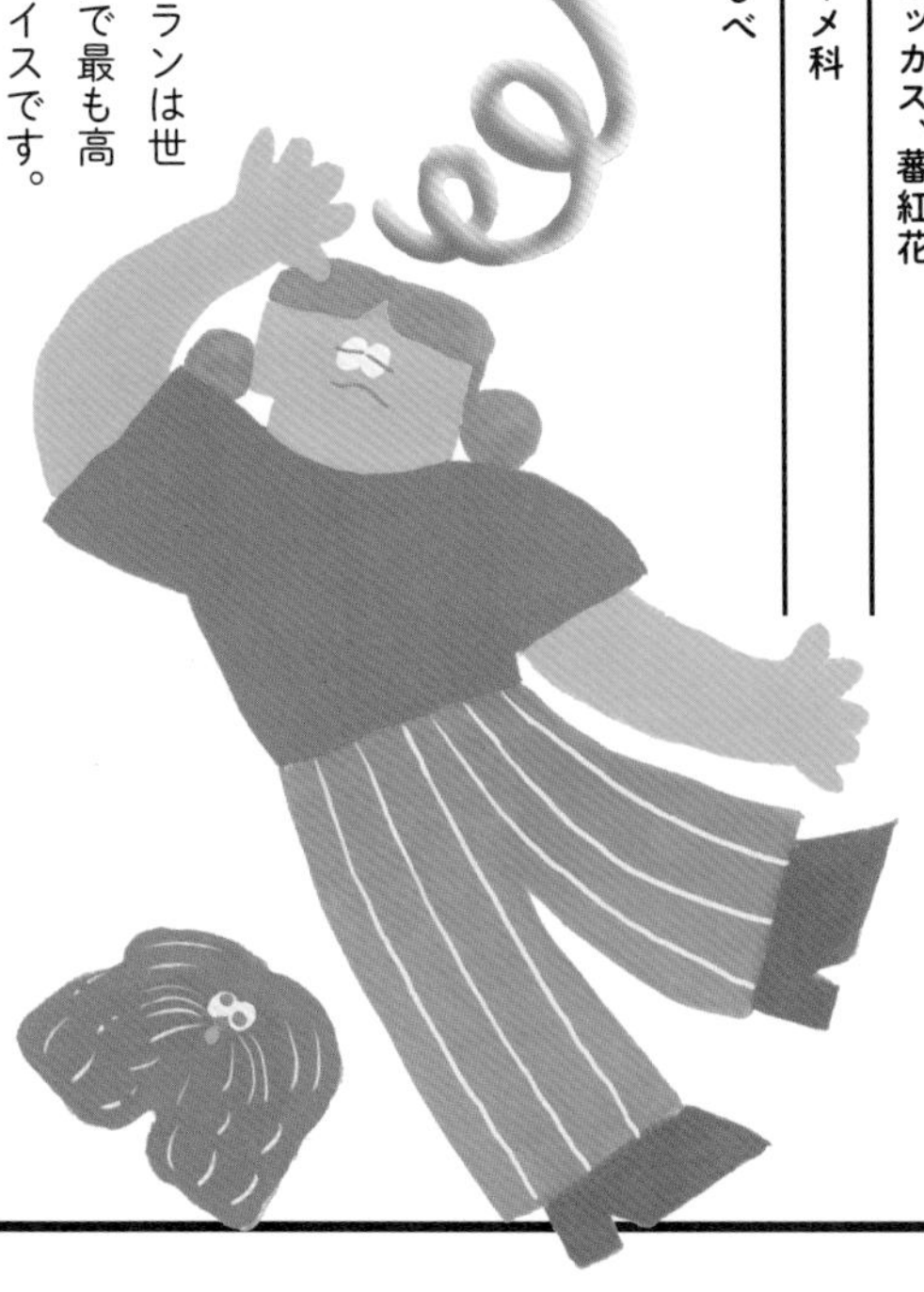

貧血ぎみ＆生理痛に おすすめの食材

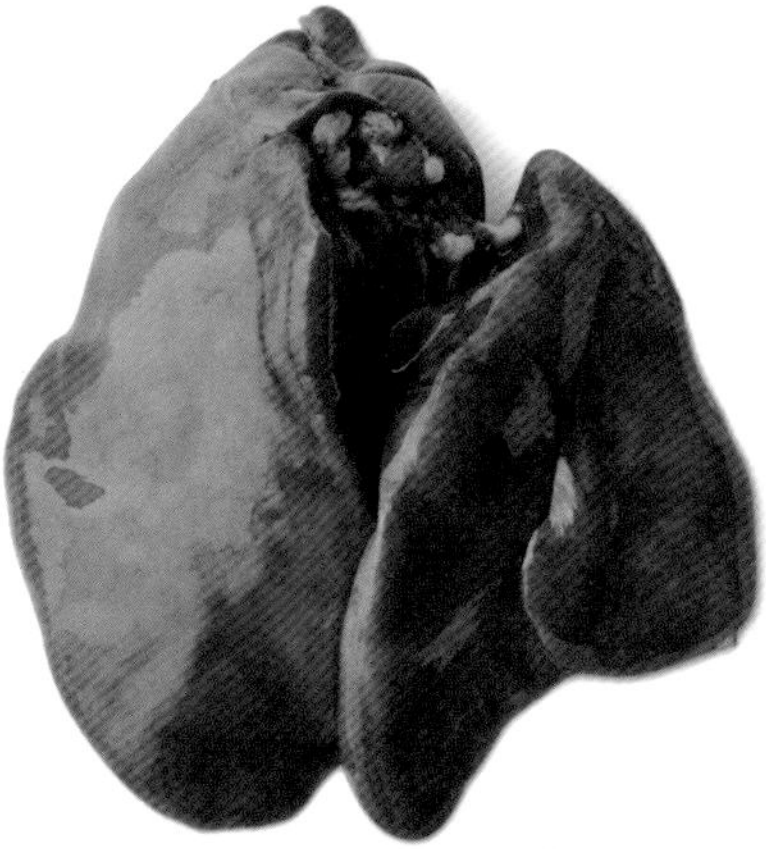

レバー

鉄分補給といえばレバー！ というくらいレバーは鉄分の宝庫。動物性食品に含まれる「ヘム鉄」は、体内への吸収率が高いのが特徴。吸収率を高めるビタミンCと一緒にとるのが効果的。

ドライいちじく

ドライフルーツは全般的に、鉄分が豊富。生理中はイライラしやすく、神経を鎮める働きのあるカルシウムと一緒にとると効果的といわれるが、ドライいちじくはその両方を含む。

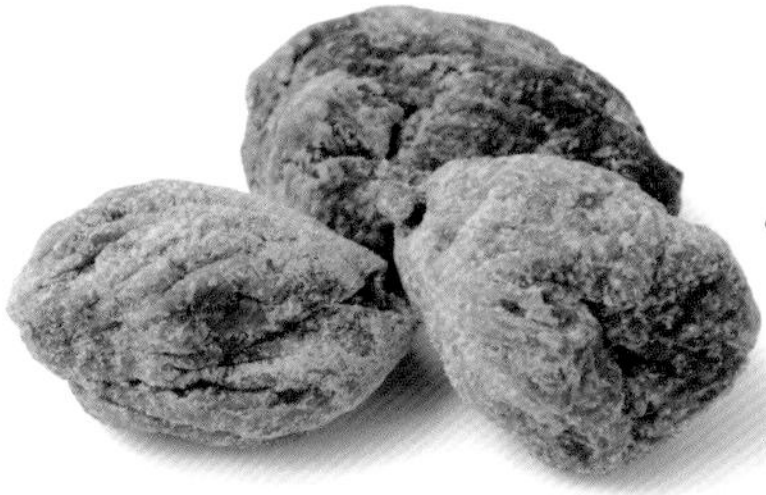

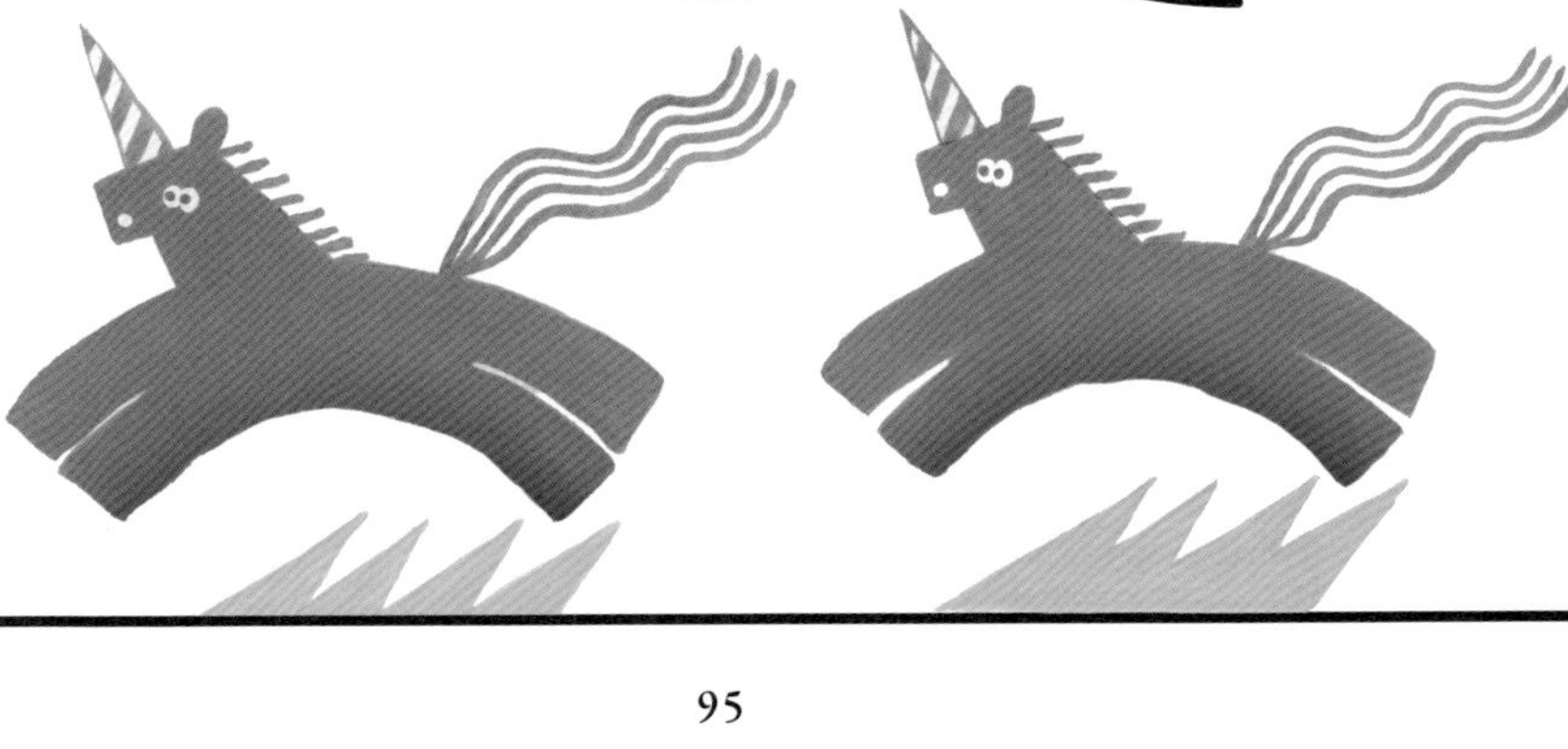

レバーとパクチーのカレー

余熱でふっくらと仕上げてレバーを食べやすく。
スパイス、ハーブ効果で臭みもなし！

材料 2人分

具材	鶏レバー（一口大に切る）	200g
	パクチー（みじん切り）	1株
効能スパイス	サフラン	5本
マリネ液	ターメリック（パウダー）	小さじ1/2
	クミン（パウダー）	小さじ1
	コリアンダー（パウダー）	小さじ1
	塩	小さじ1
	ヨーグルト（無糖）	50g
グレイビー	にんにく、しょうが（各みじん切り）	各1かけ
	玉ねぎ（薄切り）	1個
	トマト（ざく切り）	1個
	油	大さじ1

作り方

1 レバーは水でよく洗って血抜きをし、ペーパータオルで水分を拭く。ポリ袋にマリネ液の材料、サフランを入れて混ぜ、レバーを加えてよく混ぜ合わせる。

2 フライパンに油を熱し、にんにく、しょうが、玉ねぎを入れ、こげ茶色になるまで強火で5分ほど炒める（p.18〜19）。

3 トマトを加え、水分がなくなりペースト状になるまで中火で2分ほど炒める（p.20）。

4 1をマリネ液ごと加えて中火にし、2分ほど炒める。煮立ったらふたをして弱火で8分ほど煮て火を止める。味をみて、物足りなければ塩少々（分量外）でととのえる。仕上げにパクチーを混ぜ合わせる。

おいしさのツボ

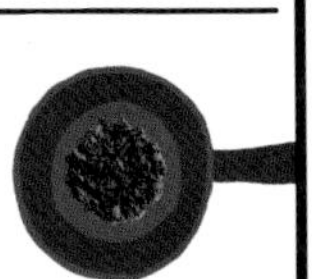

薄切り
＆
深く炒める

1個

Memo

レバーはターメリックでマリネしておくと臭みがやわらぐ。1は、冷蔵庫で1〜2日保存できる。

あったら、このスパイスも使おう！

* チリペッパー（パウダー、小さじ¼）1で加える
* ブラックペッパー（パウダー、小さじ¼）1で加える
* カルダモン（ホール、2個）2で加える

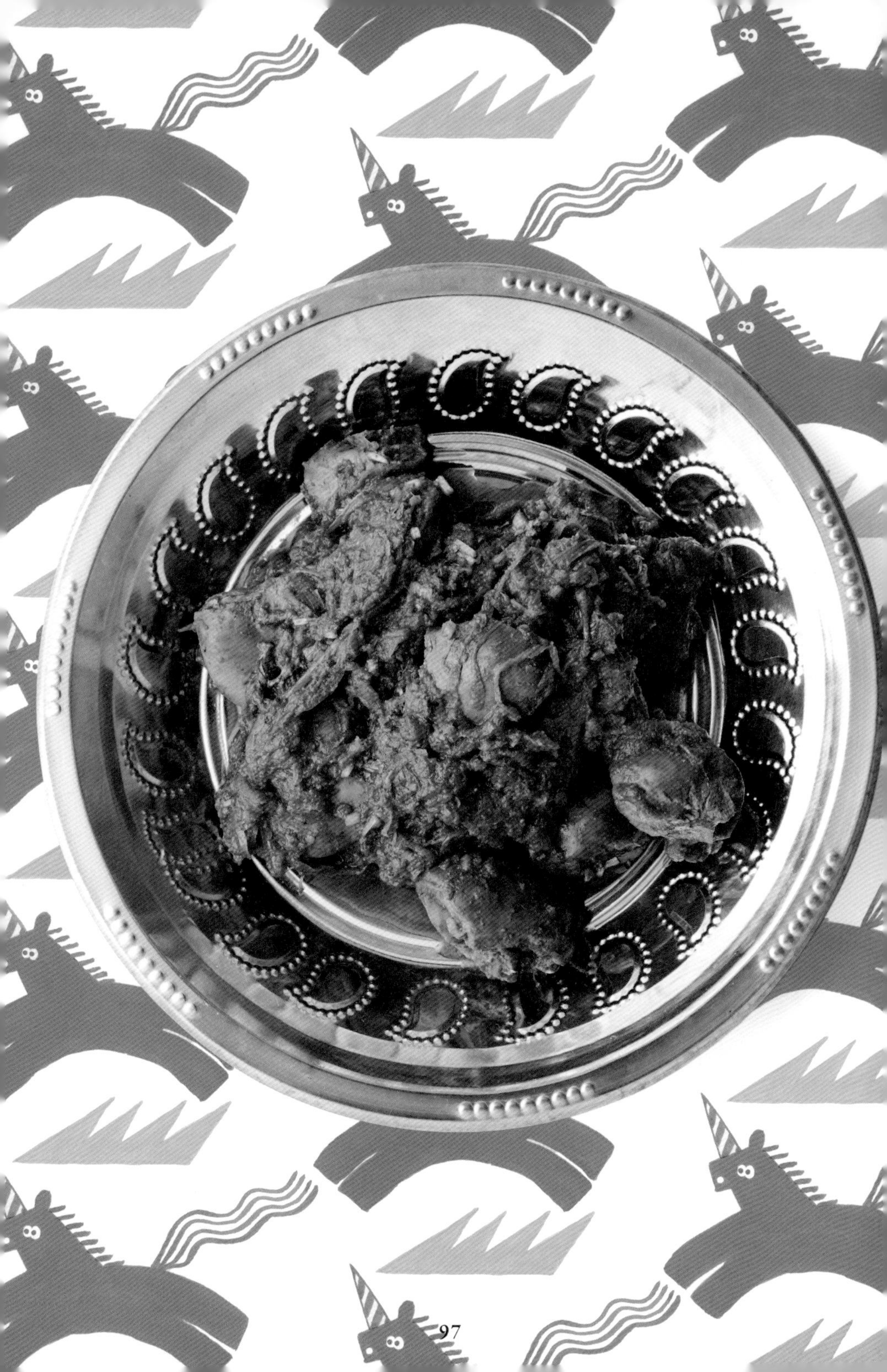

モロッコ料理のタジンがヒント。

濃厚な甘みとプチプチ食感のいちじくがたまらない！

いちじくと鶏肉のカレー

材料 2人分

具材	鶏むね肉（一口大に切る）	250g
	ドライいちじく（半分に切る）	4個
効能スパイス	サフラン	5本
グレイビー	玉ねぎ（薄切り）	1/4個
	ターメリック（パウダー）	小さじ1/4
	クミン（パウダー）	小さじ1/2
	コリアンダー（パウダー）	小さじ1/2
	塩	小さじ1/4
水分	水	200㎖
	バター	10g

作り方

1 フライパンにバターを溶かし、玉ねぎを入れ、薄茶色になるまで強火で3分ほど炒める（p.18〜19）。

2 残りの材料を加え、いちじくがやわらかくなるまで、ふたをして弱火で20分ほど煮る。味をみて、物足りなければ塩少々（分量外）でととのえる。

おいしさのツボ

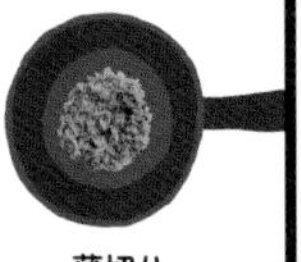

薄切り
＆
浅く炒める

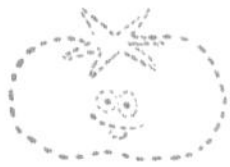

なし

Memo

ごはんはもちろん、パンにもよく合う。あれば、パクチーをちらしても。

あったら、このスパイスも使おう！

＊ シナモン（ホール、1㎝）1で加える

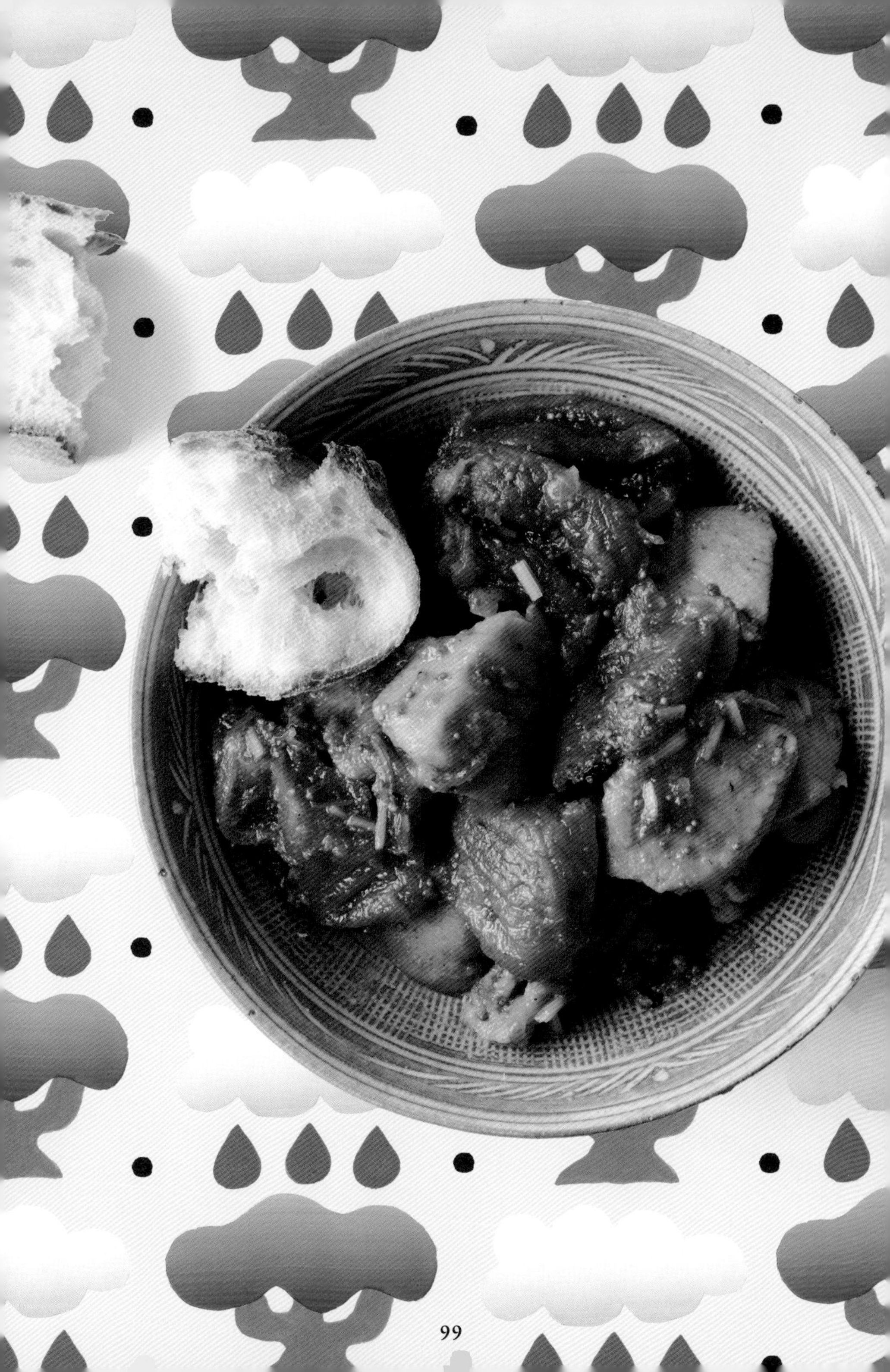

不眠

眠れないだけでなく、夜中何度も目を覚ます、
朝早く目が覚めてしまうのも不眠の症状。不眠による二次災害(他の不調)を
防ぐためにも、スパイスカレーで早めに対処して。

+1 効能スパイス

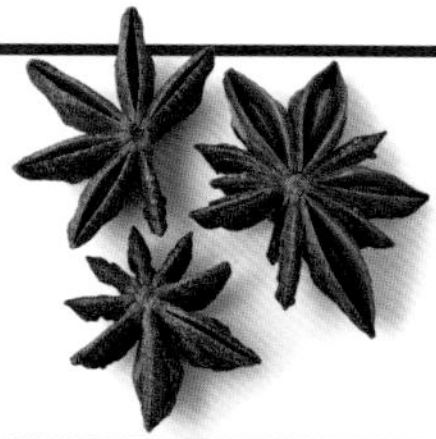

Star anise

スターアニス

特徴 独特の甘い香り

別名 八角《はっかく》、大茴香《だいういきょう》、トウシキミ

科名 マツブサ科

部位 果実

星のような特徴的な形で覚えやすいスターアニスは、中国料理などでも使われることが多いスパイス。神経シグナルやホルモン分泌を穏やかにし、不眠に効果的といわれます。甘くてクセのある香りが特徴。この甘い香りは「アネトール」という成分で、フェンネルやアニスも主成分が同じため、香りも似ています。そのほかスターアニスには抗ウイルス作用があり、成分の1つ「シキミ酸」は抗インフルエンザ薬のタミフルにも使われています。

スターアニスの火入れポイント

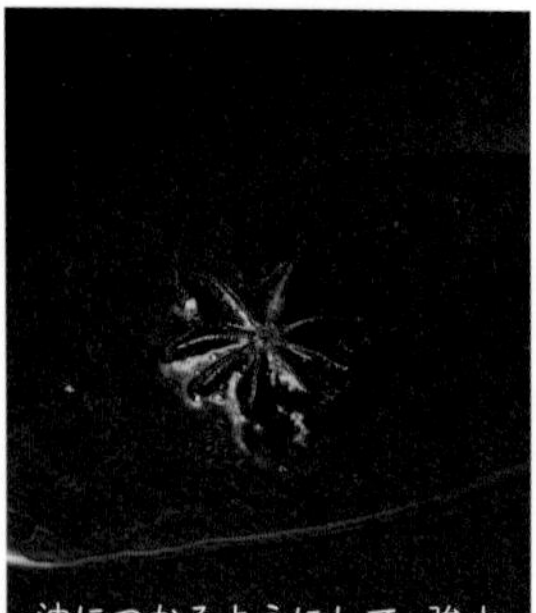

油につかるようにして、強火にかけ、1分ほど加熱。煮ても香りがよく出る。

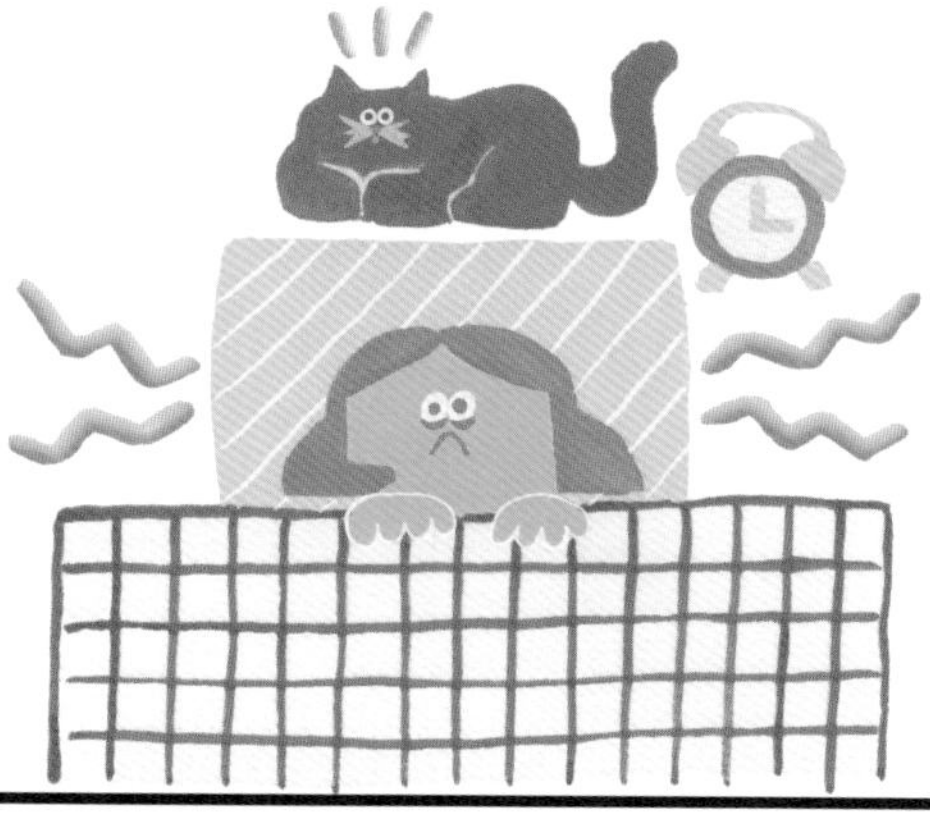

不眠に おすすめの食材

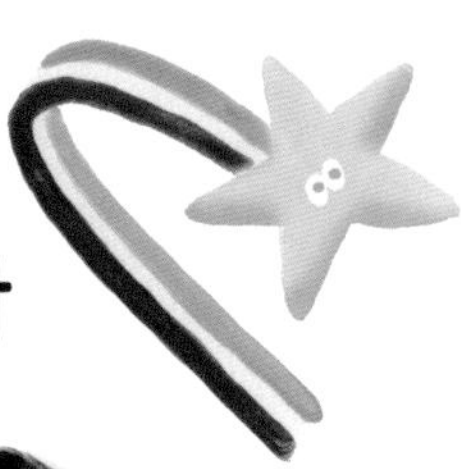

えび

うまみのもとは、グリシンといわれるアミノ酸。グリシンは、たんぱく質を合成するアミノ酸の一種で、心地よい眠りにつくための必須条件である体の内部の温度（深部体温）を下げる働きがある。

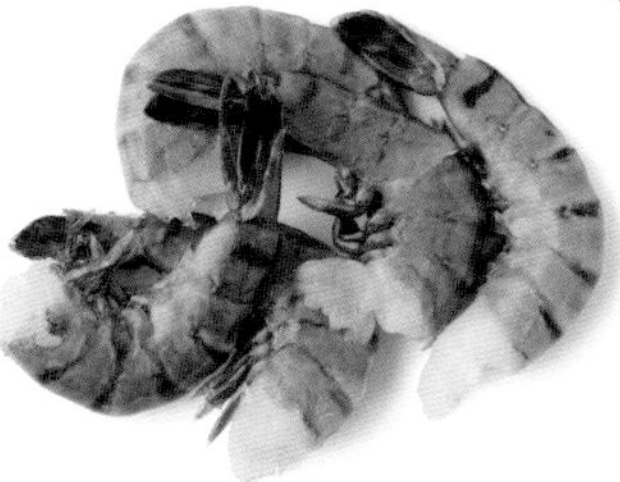

牛肉

トリプトファンという必須アミノ酸が豊富。トリプトファンは体内で神経伝達物質・セロトニンになり、夜になると「催眠ホルモン」と呼ばれるメラトニンに変化する。

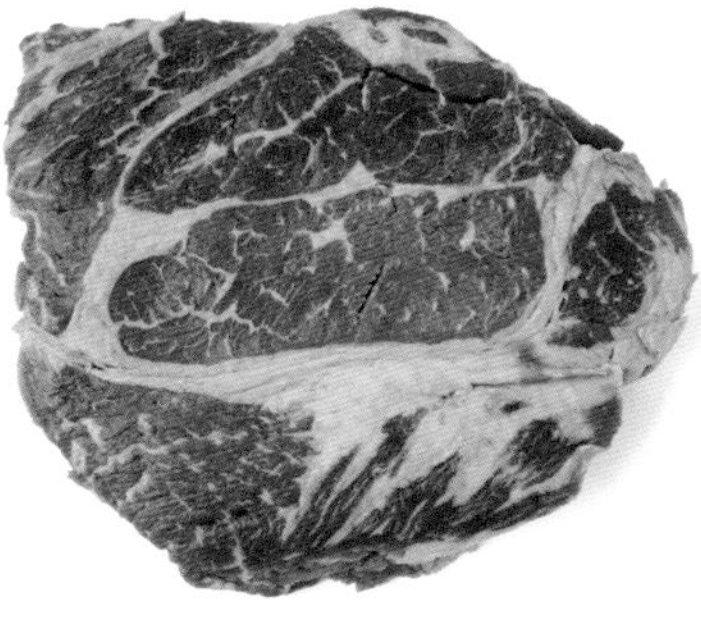

押し麦

自律神経を整えて体や神経をリラックスさせる働きのある、アミノ酸の一種・GABAが豊富。カレーに合わせるごはんを押し麦入りにするのがおすすめ！

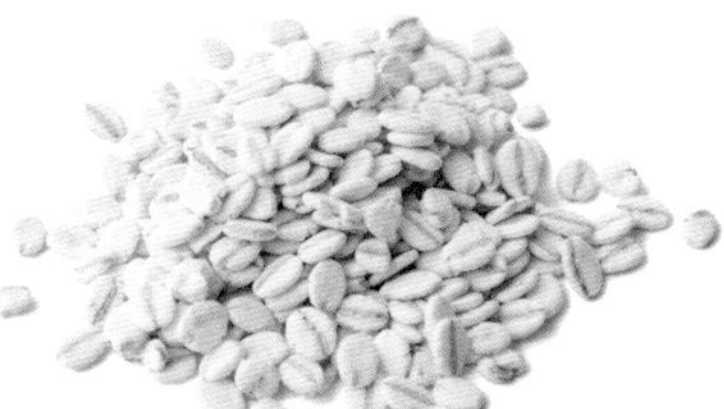

えびカレー

えびのプリプリ感と、合わせた押し麦ごはんの
むっちり感がおいしさのキモ

材料 2人分

具材	えび（尾を残して皮をむき、背ワタを取る）	8尾
効能スパイス	スターアニス（ホール）	1個
グレイビー	にんにく、しょうが（各みじん切り）	各1かけ
	玉ねぎ（薄切り）	1個
	トマト（ざく切り）	1個
	ターメリック（パウダー）	小さじ1/2
	クミン（パウダー）	小さじ1
	コリアンダー（パウダー）	小さじ1
	塩	小さじ1
水分	水	100㎖
	ココナッツミルク	100㎖
	油	大さじ1

作り方

1 フライパンに油、スターアニスを入れて強火にかけ、1分ほど熱する（p.100）。

2 にんにく、しょうが、玉ねぎを加え、こげ茶色になるまで5分ほど炒める（p.18〜19）。

3 トマトを加え、水分がなくなりペースト状になるまで中火で2分ほど炒める（p.20）。

4 ターメリック、クミン、コリアンダー、塩を加え、弱火で1分ほど炒める。

5 水を加えて中火にし、煮立ったらえびを入れ、ふたをして弱火で2分ほど煮て火を通す。ココナッツミルクを入れてひと煮立ちさせ、味をみて、物足りなければ塩少々（分量外）でととのえる。

おいしさのツボ

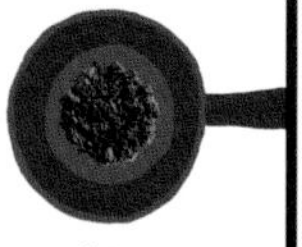

薄切り
&
深く炒める

1個

Memo

押し麦ごはんがおすすめ（白米2合に対して押し麦大さじ1。水加減は、白米分＋大さじ1）。残ったココナッツミルクの保存はp.108を参照。あれば、パクチーをちらしても。

あったら、このスパイスも使おう！

* シナモン（ホール、1㎝）1で加える
* カルダモン（ホール、3個）1で加える
* クローブ（ホール、3個）1で加える
* チリペッパー（パウダー、小さじ½）4で加える

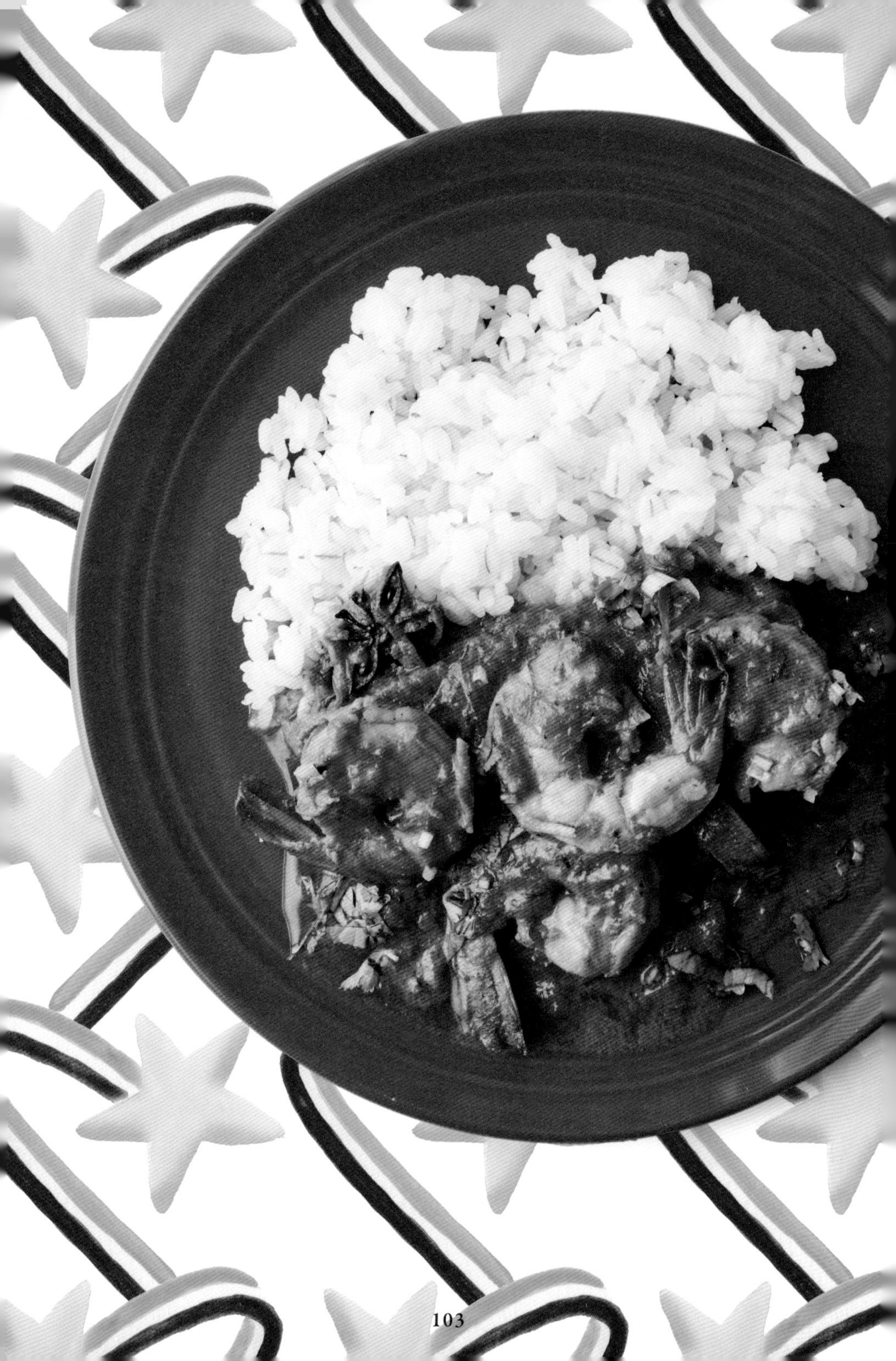

ペースト状に炒めるトマトと具材のトマト。
ダブル使いで牛肉のおいしさを引き立てる！

牛肉とトマトのカレー

材料 2人分

具材	牛肩ロースかたまり肉（一口大に切る）	300g
	ミニトマト（ヘタを取る）	6個
効能スパイス	スターアニス（ホール）	1個
グレイビー	にんにく（みじん切り）	2かけ
	しょうが（みじん切り）	1かけ
	玉ねぎ（みじん切り）	1個
	トマト（ざく切り）	1個
	ターメリック（パウダー）	小さじ1/2
	クミン（パウダー）	小さじ1
	コリアンダー（パウダー）	小さじ1
	塩	小さじ1
水分	水	150mℓ
	油	大さじ1
	バター	10g

作り方

1 フライパンに油、スターアニスを入れて、強火にかけ、1分ほど熱する（p.100）。

2 にんにく、しょうが、玉ねぎを加え、こげ茶色になるまで10分ほど炒める（p.18〜19）。

3 トマトを加え、水分がなくなりペースト状になるまで中火で2分ほど炒める（p.20）。

4 ターメリック、クミン、コリアンダー、塩を加え、弱火で1分ほど炒める。

5 牛肉を加え、中火で2分ほど炒め、水を加える。煮立ったらミニトマトを加え、ふたをして弱火で10分煮る。バターを加えて香りをつけ、味をみて、物足りなければ塩少々（分量外）でととのえる。

おいしさのツボ

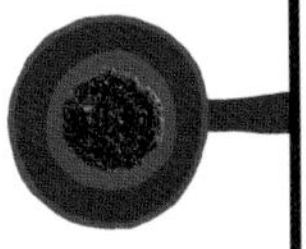

みじん切り
&
深く炒める

1個

Memo

仕上げに加えたバターが香りと食欲をぐんとアップ。あれば、パクチーをちぎって飾ると彩りもよくなる。

あったら、このスパイスも使おう！

* カルダモン（ホール、3個）1で加える
* クローブ（ホール、3個）1で加える
* チリペッパー（パウダー、小さじ½）4で加える

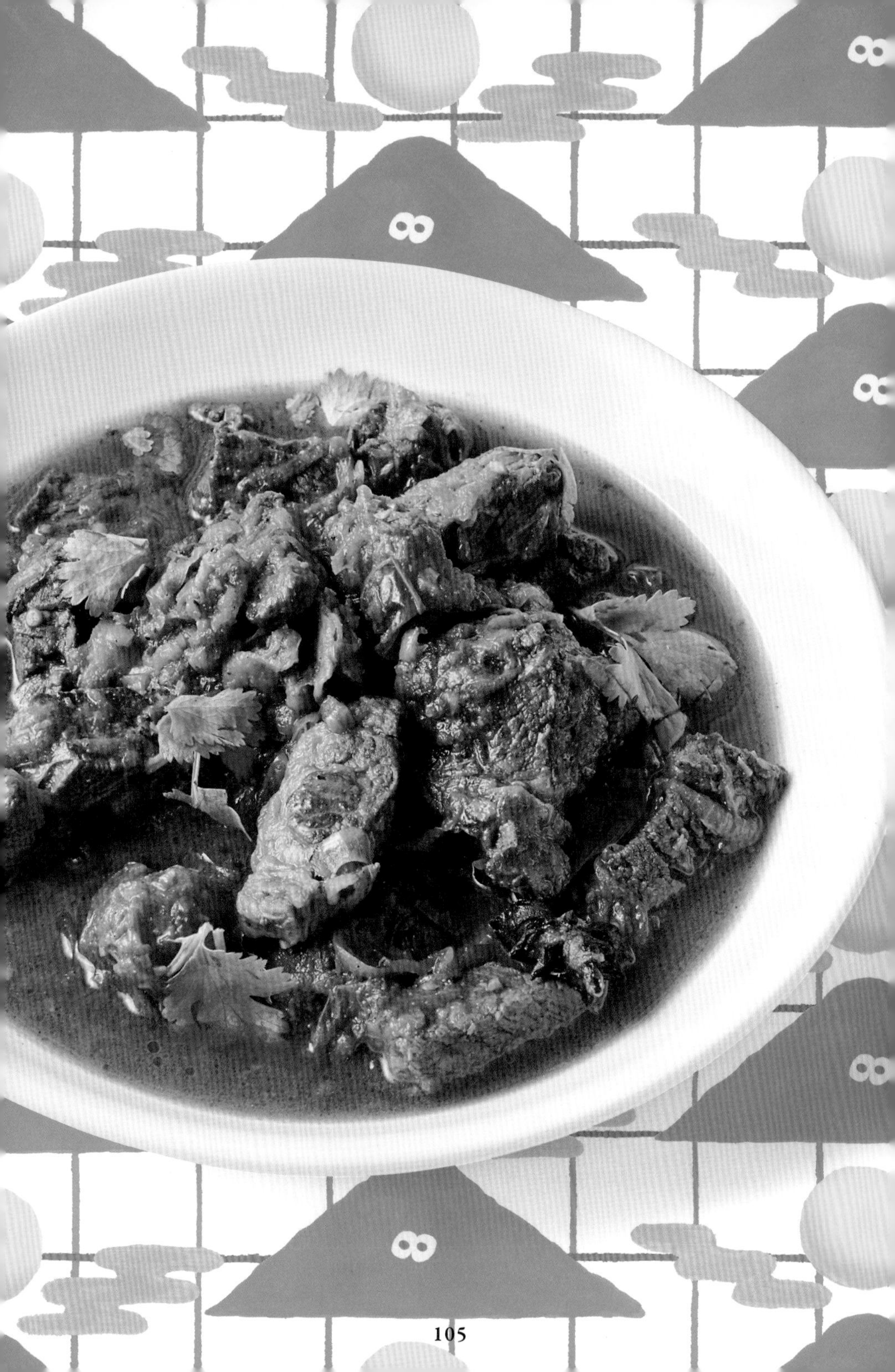

Column4

スパイスの

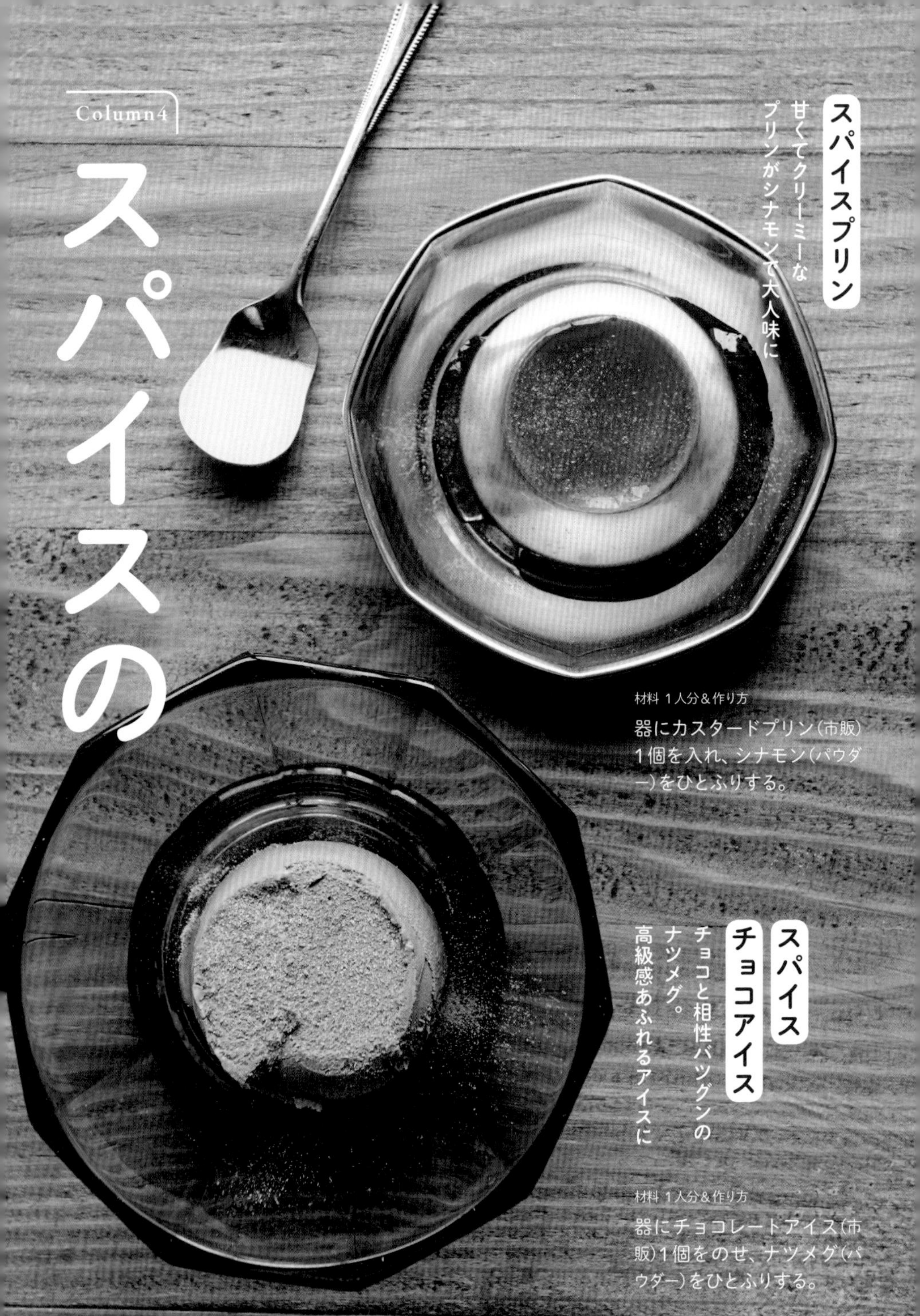

スパイスプリン

甘くてクリーミーなプリンがシナモンで大人味に

材料 1人分＆作り方

器にカスタードプリン（市販）1個を入れ、シナモン（パウダー）をひとふりする。

スパイスチョコアイス

チョコと相性バツグンのナツメグ。高級感あふれるアイスに

材料 1人分＆作り方

器にチョコレートアイス（市販）1個をのせ、ナツメグ（パウダー）をひとふりする。

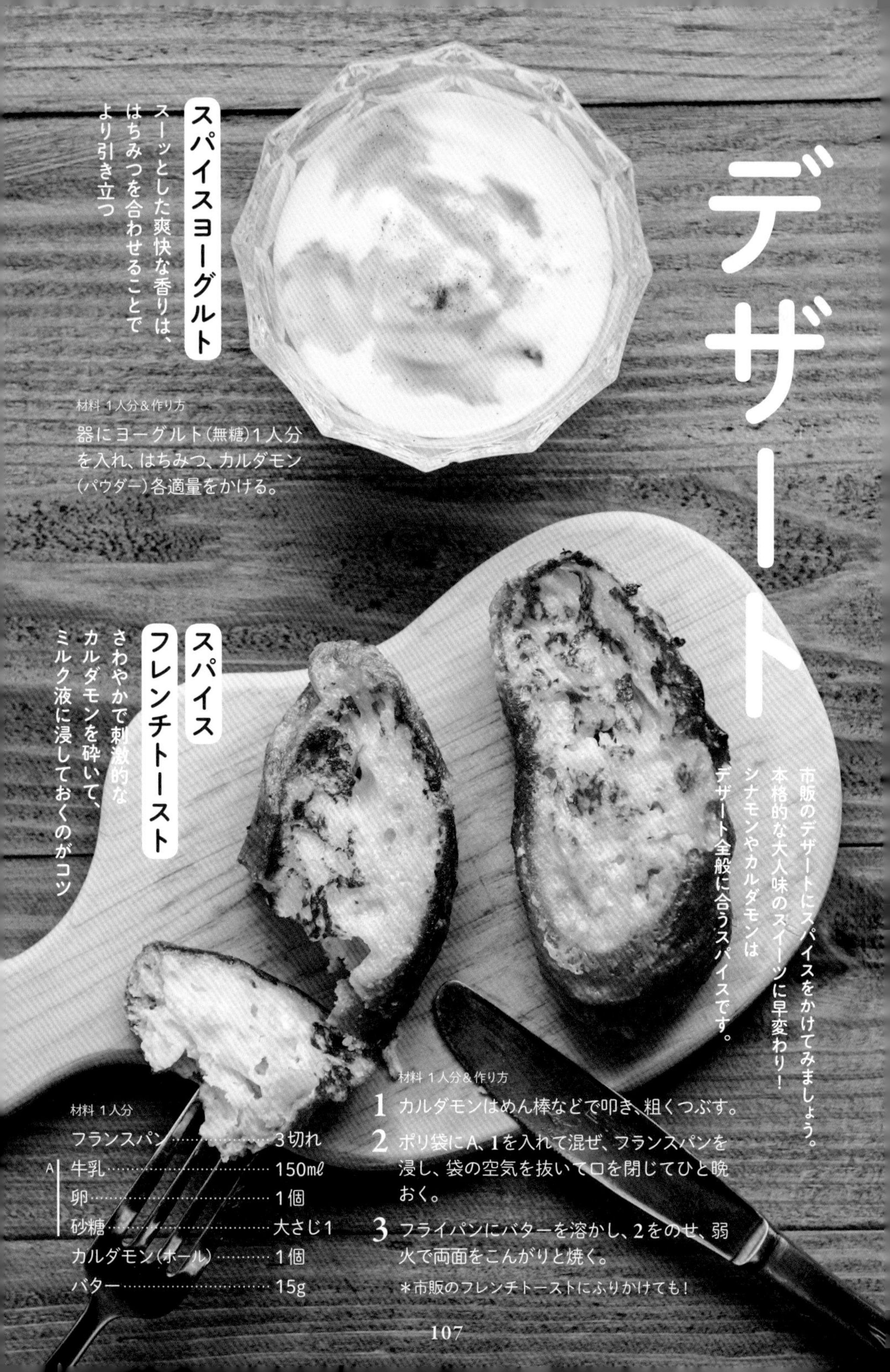

デザート

市販のデザートにスパイスをかけてみましょう。
本格的な大人味のスイーツに早変わり！
シナモンやカルダモンは
デザート全般に合うスパイスです。

スパイスヨーグルト

スーッとした爽快な香りは、
はちみつを合わせることで
より引き立つ

材料 1人分＆作り方

器にヨーグルト（無糖）1人分を入れ、はちみつ、カルダモン（パウダー）各適量をかける。

スパイス フレンチトースト

さわやかで刺激的な
カルダモンを砕いて、
ミルク液に浸しておくのがコツ

材料 1人分

	フランスパン	3切れ
A	牛乳	150mℓ
A	卵	1個
A	砂糖	大さじ1
	カルダモン（ホール）	1個
	バター	15g

材料 1人分＆作り方

1 カルダモンはめん棒などで叩き、粗くつぶす。

2 ポリ袋にA、1を入れて混ぜ、フランスパンを浸し、袋の空気を抜いて口を閉じてひと晩おく。

3 フライパンにバターを溶かし、2をのせ、弱火で両面をこんがりと焼く。

＊市販のフレンチトーストにふりかけても！

スパイスカレーQ&A

まだまだ知らないことがいっぱいのスパイスカレー。素朴なギモンに答えます。

症状別に書いてあるスパイス以外を足してもいいの？

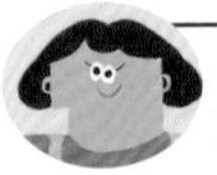

足しても大丈夫です。症状に合わせて使いたいスパイスを少量ずつ試してみてください。スパイスの個々の特徴がよくわかっていないときは、加えすぎに注意を。変化を楽しんだり学んだりするためには、新しく加えるスパイスは1種類におさえます。するとそのスパイスの香りをより楽しむことができると思います。

スパイスカレーに向かない具材はありますか？ また、具材はいろいろな種類を入れたほうがおいしい？

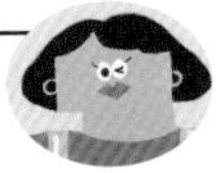

向かない具材はありませんが、具材はたくさん入れないほうがおいしく仕上がります。具材が3種類以上になってくると、煮込み料理のようになり、似たような味わいになる傾向があります。みそ汁も豆腐、長ねぎ、大根、ニンジン…とたくさん入れるとただの煮込みになってしまうのと同じです。

ココナッツミルクや生クリームが残ったら、どうしたらいい？

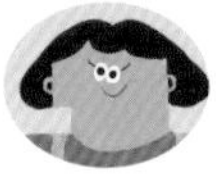

ちいさな保存容器に100mℓくらいずつ小分けにして冷凍保存することをおすすめします。使うときは自然解凍でも電子レンジで解凍でも大丈夫です。

2人分のカレーのレシピを、4人分に増やすときは、倍量すればいいですか？

具材、スパイスなどは倍量にしてもよいですが、ベースの水分（水やヨーグルト、ココナッツミルク）などは倍量にしません。蒸発量は変わらないのと、具材から出る水の量が増えるからです。煮込むときは元の量と同量〜1.5倍程度の水分を調節しながら加えていき、最後に多ければ火力を上げて水分を飛ばし、少なければ少しずつ足すようにして調整してください。

玉ねぎを黒くなるまで炒めても焦げっぽい味にはならない？

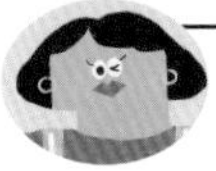

焦がさずに炒めることが大切です。切り方が不ぞろいだったり、大きすぎたりすると端から焦げてきます。また、フードプロセッサーなどでペースト状にしてしまうと水分が先に出てしまい、これも焦げつきの原因になります（均一にみじん切りにできるオニオンチョッパーがおすすめ）。炒めている途中で焦げつきが気になってきたら、少量の水や油を加えて茶色い部分を全体に回すようにして炒めるとよいです。

味が薄いとき、パンチがないときはどうしたらいいですか？

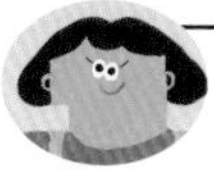

塩不足です。スパイスの役割は、「香り、色、辛み」の３つなので、味が薄い原因は、スパイス不足ではありません。また、チリペッパーやブラックペッパーを足すと辛みが加わり、パンチが出てきます。スパイシーな香りや刺激は一般的に油に溶けやすいため、炒め油が多い場合や、具材が肉だとスパイシーになる傾向があります。

タクコカレーを辛くしたいときは？

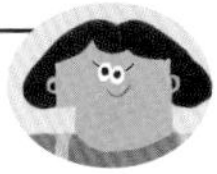

パウダーのチリペッパーやブラックペッパーを足してみてください。また青唐辛子を半分に切って、肉と一緒に炒めたりしてもフレッシュな辛みを出すことができます。

煮込んだほうがおいしいのですか？

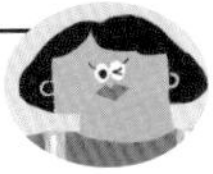

スパイスカレーは香りを楽しむ料理なので、できれば煮込み時間は短めにして、出来立ての香り高い状態を楽しんでほしいです。煮込めば煮込むほどスパイスの香りは減退してしまいます。

ホールスパイスは食べてもいいの？

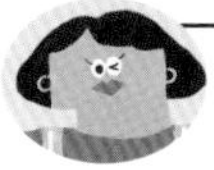

どのスパイスも食べられますが、大きくてかたいスパイスは最後に取り除きます（シナモン、スターアニスなど）。カルダモンは嚙むとさわやかな香りが口の中に広がり、味の変化を楽しむこともできます。

スパイスって賞味期限はあるの？また保存方法は？

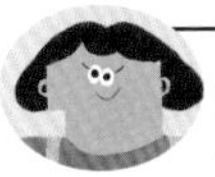

賞味期限はパッケージの日時ではなく、香りがするか否かで決まります。湿気や日光にさらすとあっというまに香りがなくなってしまうことがあります。特にパウダースパイスは注意が必要です。保存は常温（30℃以下）で大丈夫です。冷蔵庫に入れると出し入れしたときに湿気でダメになることがあるので、パウダースパイスは避けたほうがよいです。

時短テクはありますか？

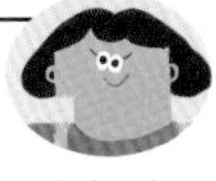

玉ねぎを電子レンジで2分ほど加熱します。また、少し油の量を増やして揚げるようにして炒めると茶色くなるのが早いです。

あとがき

スパイスは数千年の歴史を持っています。一方で、スパイスの科学的研究が始まったのはごく最近でここ数十年の話。私はスパイスの科学的根拠を探求するために大学院で研究をしていますが、先人たちが長年、蓄積してきた経験にはかなわないと思うことがしばしばあります。

食欲がないときにはこれがよい、肌が荒れているときはこれがよい……というのはあてずっぽうに決めているわけではありません。誰かが体験したことをほかの人が同じように体験して、それらが、時を超えてもなお、同じ体験をする人がたくさん出てくる……。この積み重ねによって生まれる経験則です。また、スパイスは食品としてだけではなく、内服薬や傷薬、化粧品としても使われてきました。治療したい部位に一点集中してアタックする現代医学的な薬とは異なり、副作用も少なく、体への負担がほとんどないことが特徴です。

スパイスカレーの素晴らしいところは、薬のような効能を持つ乾燥植物のスパイスたちを少しずつかけ合わせると、おいしくなるということです。一つ一つは特徴的な強い香りを持っているものも、合わさるとおいしくなる。なんとも不思議で、私が初めてスパイスからカレーを作ったときは「魔法か!?」と思ったくらいでした。

本書は、スパイス初心者の方でも、自分の体や心の調子に合わせてカレーが楽しめる手軽な方法をご紹介しました。辛いときや悲しいとき、もうひと踏ん張り頑張りたいときに、スパイスとカレーがあなたの強い支えになれば幸いです。

印度カリー子

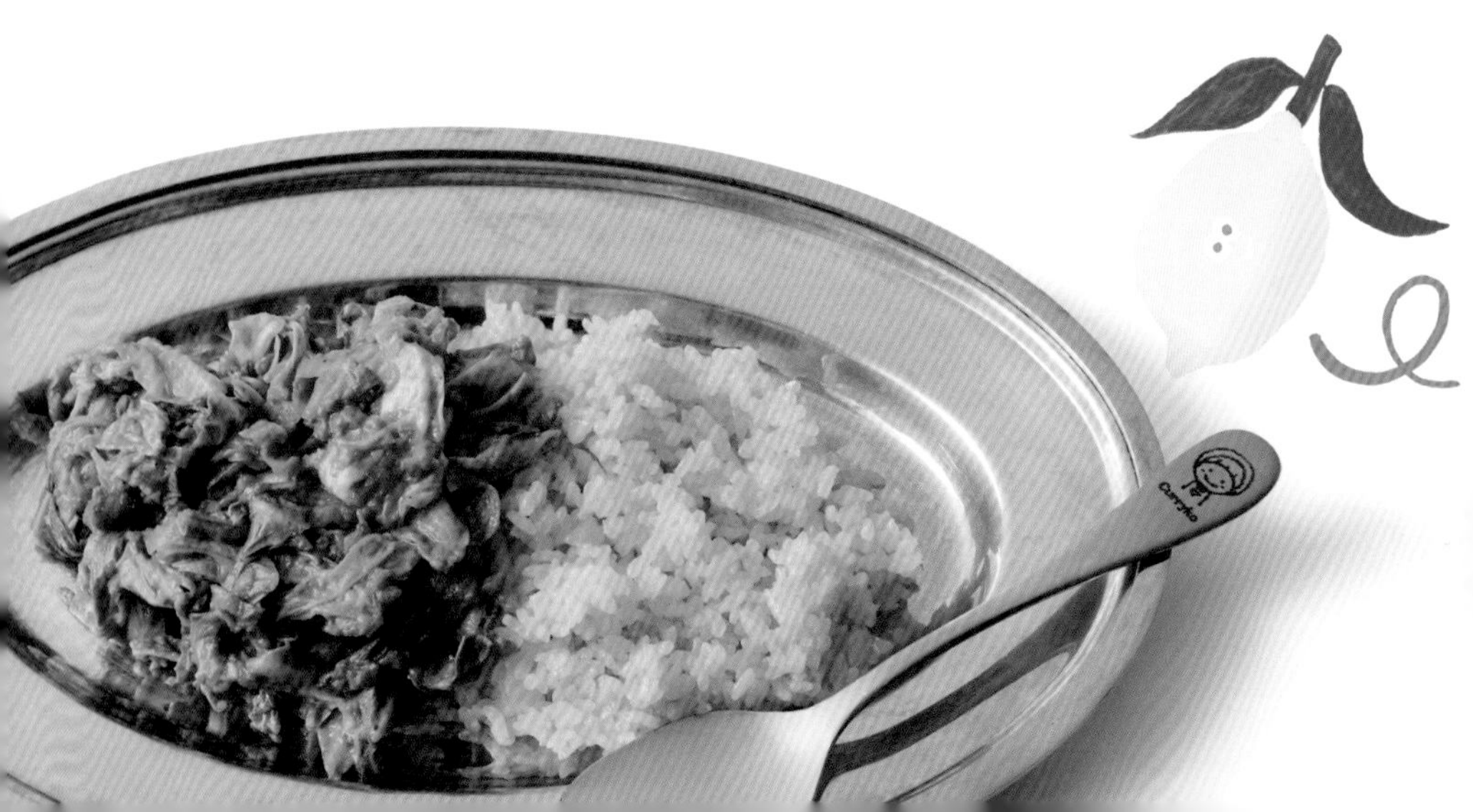

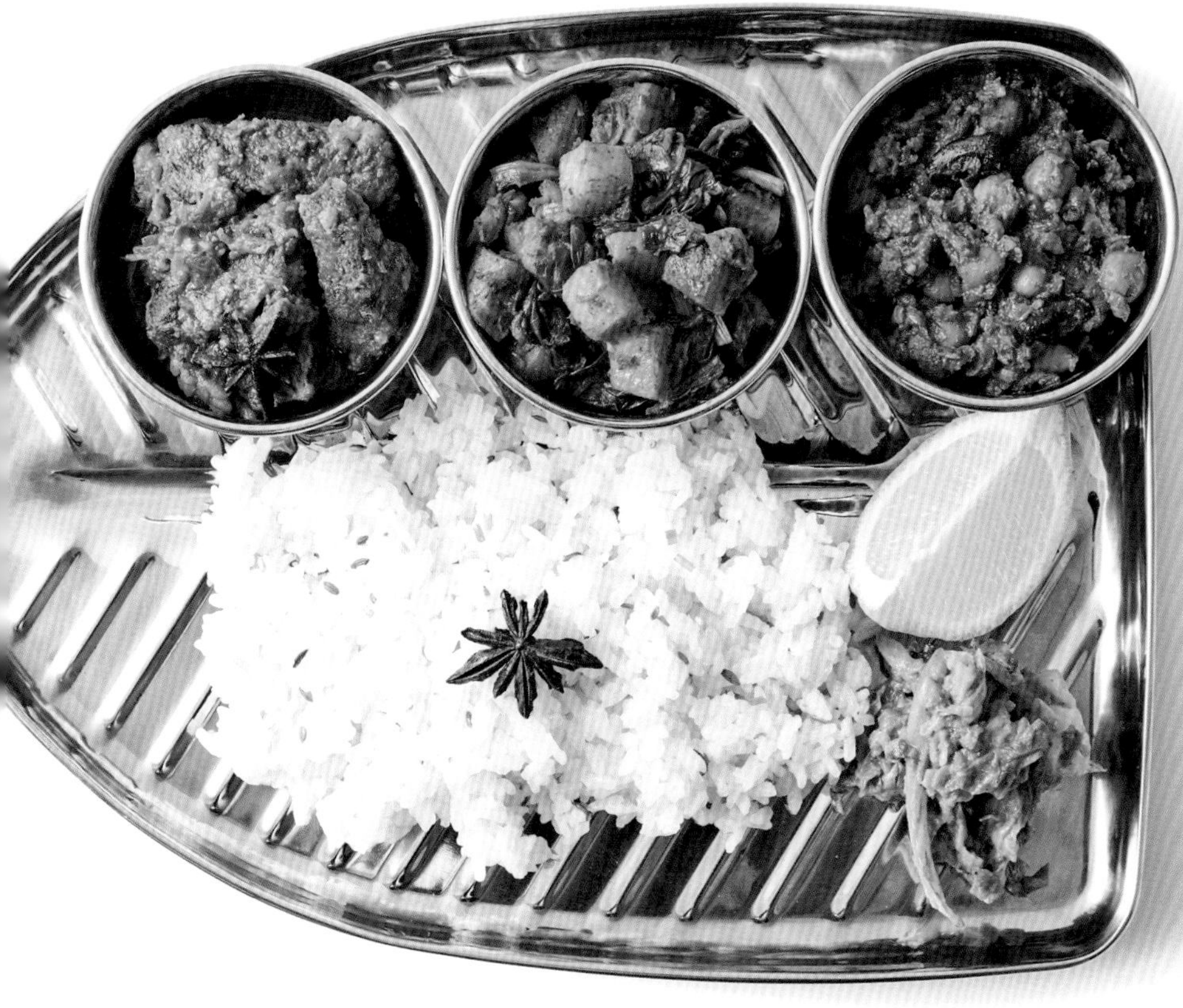

参考文献

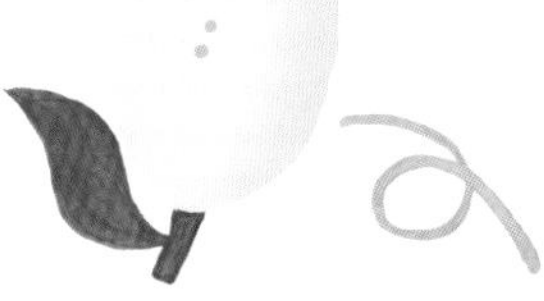

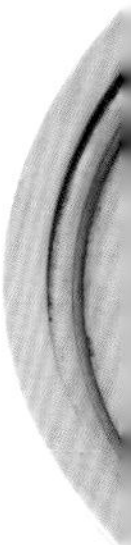

『スパイス＆ハーブの使いこなし事典』（主婦の友社）

『いちばんやさしいスパイスの教科書』水野仁輔著（パイ インターナショナル）

『もっとからだにおいしい野菜の便利帳』白鳥早奈英、板木利隆監修（高橋書店）

『からだにおいしいフルーツの便利帳』三輪正幸監修（高橋書店）

『旬の野菜の栄養事典 春夏秋冬おいしいクスリ』吉田企世子監修（エクスナレッジ）

『からだによく効く 食材＆食べあわせ手帖』三浦理代、永山久夫監修（池田書店）

『暮らしの栄養学 —— 知りたかった栄養の基礎まるわかり』渡邉早苗、板倉弘重監修（日本文芸社）

『からだにおいしい キッチン栄養学』宗像伸子監修（高橋書店）

『おいしく健康をつくる あたらしい栄養学』吉田企世子、松田早苗監修（高橋書店）

『栄養の教科書』中嶋洋子監修（新星出版社）

『健康になる食べ方と食べ物108』帯津良一監修（永岡書店）

『一生役立つ きちんとわかる栄養学』飯田薫子、寺本あい監修（西東社）

『日本食品標準成分表2015年版（七訂）』（文部科学省）

印《いん》度《ど》カリー子《こ》

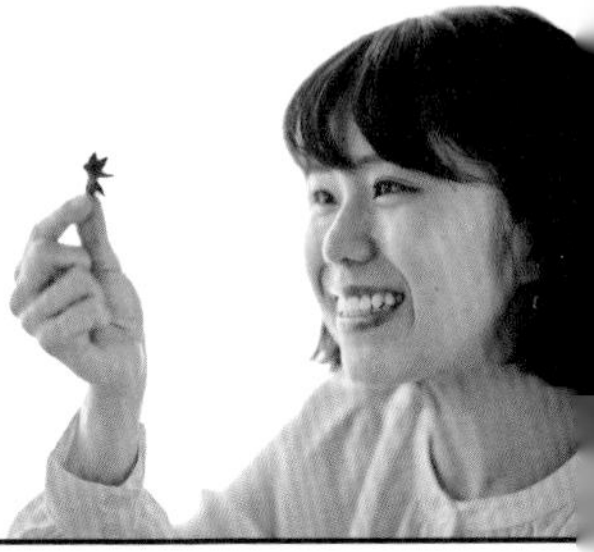

スパイス料理研究家。初心者のためのスパイス専門店香林館株式会社「印度カリー子のスパイスショップ」代表取締役。1996年宮城県（仙台）出身。スパイスカレーを食べ始めてから1年半で7～8kgの減量に成功。冷え性や風邪を引きやすい体質も改善できたことから、スパイスカレーに魅了される。誰でも簡単にカレーが作れるスパイスセットの開発・販売をするほかテレビ、ラジオ、新聞、ネットなどでも活躍中。東京大学大学院在学中は香辛料の研究を行っていた。著書に『ひとりぶんのスパイスカレー』（山と溪谷社）、『フライパンひとつでスパイスカレー』（ぴあ）などがある。SNSのフォロワーは、延べ11万人超（2021年6月現在）。

Twitter @IndoCurryKo

Instagram @indocurryko

Facebook @IndoCurryKo

https://indocurryko.net/

心とからだを元気にする お助けスパイスカレー

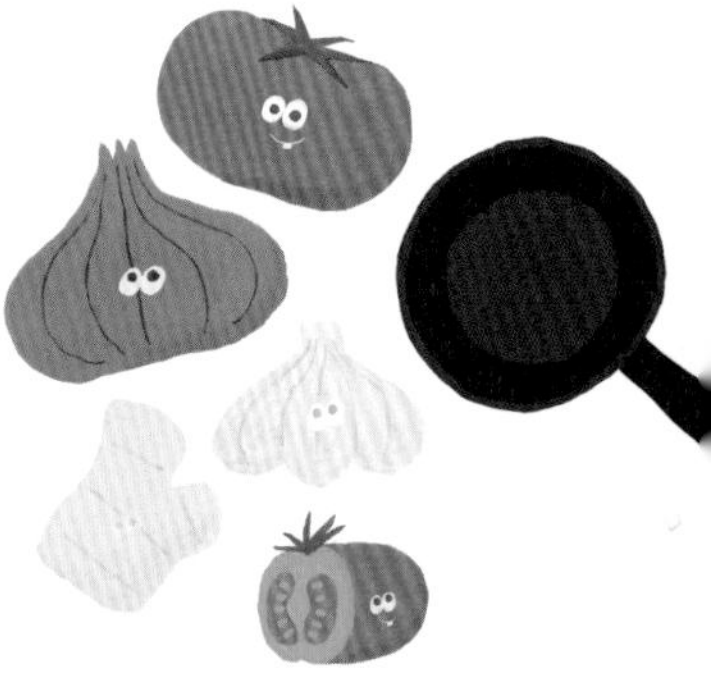

2020年 6 月20日　第 1 版発行
2022年 7 月 1 日　第 7 版発行

著者　印度カリー子
発行者　河地尚之
発行所　一般社団法人 家の光協会
〒162-8448 東京都新宿区市谷船河原町11
電話 03-3266-9029（販売）
03-3266-9028（編集）
振替 00150-1-4724
印刷・製本　図書印刷株式会社

デザイン　中村 妙（文京図案室）
撮影　豊田朋子
イラスト　コグレチエコ
構成、文　飯村いずみ、
印度カリー子（スパイスページ）
調理アシスタント　金子りん
校正　かんがり舎
DTP制作　天龍社

ISBN978-4-259-56657-9 C0077